"Ich habe in streng wissenschaftlich durchgeführten Experimenten mehrfach bewiesen, dass mit meiner Methode Krebsheilung durch Handauflegen möglich ist."

- Prof. W. Bengston

"Der Körper verfügt über ein enormes Selbstheilungspotential. Der erste Schritt zur Heilung ist es, Hindernisse aus dem Weg zu räumen, die der vollen Entfaltung dieses Potentials entgegenstehen."

- Kurt Tepperwein

"Wenn eine kleine Gruppe von Menschen ihre Intention auf ein bestimmtes Ziel fokussiert, entsteht eine machtvolle kollektive Dynamik, die Krankheiten heilen kann. Darüber hinaus belegen die Experimente, dass durch den 'Spiegel-Effekt' die heilenden Energien nicht nur auf den Empfänger wirken, sondern auch auf diejenigen, die sie aussenden."

- Lynne McTaggart

"Bekommt eine Frau die Diagnose Brustkrebs, so sollte sie sofort mit einem Fitnessprogramm beginnen, auch wenn ihr nicht danach zumute ist."

- Carolyn Kaelin (auf Brustkrebs spezialisierte Ärztin)

Impressum

Verlag
Selfhealing Academy Publishing

Lektorat
Mag. Martin Pfeffer

Satz
Jonathan Hiemer

Kontakt zum Autor:
Gerald Hagler
Nice Breeze 5, Bo Fai
Hua Hin, 77110 Prachuapkhirikhan, Thailand
Whatsapp/Tel./SMS: +66869441223
info@selfhealing.academy

So funktioniert Selbstheilung

7 Methoden, 22 Strategien & 100 Ideen fürs Gesundwerden

Gerald Hagler

Selfhealing Academy Publishing
2021

Für Menschen, die es vorziehen, selbst am Steuerstand ihres Lebensschiffs zu stehen.

Inhalt

Vorwort

Es war eine großartige Party. Ein ungarischer Wakeboard Club veranstaltete ein Sommerfest auf seinem malerischen Seeareal. Es war das Jahr 2004, schönes Setting, zahlreiche Besucher. Irgendwann um 2 oder 3 Uhr morgens - ich beobachtete gerade die zu Techno Musik Tanzenden - geschah plötzlich etwas Seltsames in meinem Körper. Ich empfand einen noch nie erlebten Energiefluss, der plötzlich aus meinen Händen herausströmte. Dieser war sowohl intensiv als auch ungemein wohltuend, fast wohlwollend, jedenfalls heilsam. Irgendwie fühlte ich, ich sollte den Energiestrahl auf andere richten, und so begab ich mich auf die Tanzfläche und "duschte" die sich um mich herumbewegenden Menschen mit permanent erhobenen Händen - für mindestens 30 Minuten. Glücklicherweise ist solch eine Tanzpose bei elektronischer Musik heute normal.
Danach vergaß ich das Erlebnis für viele Jahre.

Erst, nachdem ich mich aufgrund eines schweren Unfalls meiner Lebenspartnerin und den daraus resultierenden, von der modernen Medizin nicht behandelbaren Hirnverletzungen mit energetischen Behandlungsmethoden befasst hatte, erinnerte ich mich wieder an dieses Erlebnis. Diese Heilenergie, die damals aus heiterem Himmel aus meinen Händen strömte, wäre genau das, was wir beide jetzt brauchten. Wie könnte ich dieses außergewöhnliche Geschehen wieder hervorrufen? Und wenn es gelänge, wäre die Energie für meine Freundin spürbar und tatsächlich hilfreich? Wäre sie gar heilend? Und wenn ja, auf welche Weise würde diese Heilung erfolgen?

Es war der Anfang einer faszinierenden Entdeckungsreise in eine völlig neue Welt. Am Anfang dieser Reise, als ich mich mit dem Bengston Cycling, der in Kapitel 2 detailliert beschriebenen Heilmethode, vertraut gemacht hatte und sie schließlich beherrschte, war ich regelrecht euphorisch. Die Methode hatte bei meiner Freundin große Fortschritte bewirkt. Jetzt musste ich also nur noch meiner Umwelt davon berichten und viele chronische Leiden würden besiegt sein. Die Euphorie sollte sich schon bald wieder legen, denn meine Umwelt zeigte sich recht unbeeindruckt von meinen Entdeckungen und Erfahrungen. Klar, einige aufgeschlossene Menschen nahmen meine Buchtipps gerne an und interessierten sich für Details. Aber in den meisten Fällen bemerkte ich, dass man dem Thema unkonventionelle Heilung eher mit Ablehnung und Zurückweisung begegnete. Interessanterweise trifft dies vor allem auf Menschen mit einer akuten chronischen Erkrankung zu, also genau die Zielgruppe, für die das Thema Heilung doch am interessantesten sein müsste - und zwar aus jeder nur denkbaren Perspektive.

Im Juli 2019 hatte ich das Glück, Kurt Tepperwein persönlich zum Thema Heilung interviewen zu dürfen. Sein erster Satz in diesem Gespräch war: “Ich möchte Ihnen gleich zu Beginn vor Augen führen, dass es so etwas wie das Heilen anderer nicht gibt. Alles, was ein sogenannter Heiler machen kann, ist, Heilungshindernisse aufzuzeigen und zu helfen, diese aus dem Weg zu räumen. Aber die eigentliche Heilung findet immer im Betroffenen selbst statt.”

Nur ein paar Tage später saß ich mit Prof. William Bengston zusammen, dem Entdecker der zuvor angesprochenen Bengston Methode (Kapitel 2). Ich erzählte ihm beim Mittagessen von der für mich irritierenden Einleitung Tepperweins. Bengston antwortete mir: “Sie haben einen sehr weisen Menschen getroffen.” Auch er war über Jahrzehnte der Forschung an seiner Methode zu dem Schluss gekommen, dass die Rolle des Heilers völlig missinterpretiert wird. Bengston selbst behandelt seit vielen Jahren keine Menschen mehr (allerdings immer noch Nagetiere in Versuchslabors). "Wenn ich Patienten, die zu mir zur Behandlung kamen, darauf aufmerksam machte, dass es hilfreich wäre, wenn auch sie selbst die Methode lernen und anwenden würden, bekam ich meist zu hören: Aber Sie können das doch viel besser."

Das Thema Eigenverantwortung des Patienten wird an anderer Stelle noch detailliert betrachtet.

Ganz am Anfang steht also die Erkenntnis, dass jede Heilung immer im Betroffenen selbst stattfindet. Ein Arzt oder Heiler kann den Prozess anstoßen, helfen, das entscheidende Hindernis aufzulösen. Aber im Grunde ist Heilung zunächst immer Selbstheilung. Wir werden aber im Folgenden herausarbeiten, dass die beiden Begriffe hin und wieder fließend ineinander übergehen, beispielsweise bei den Themen "Gruppenintention" (Kapitel 1) oder "Loslassen & Verzeihen" (Kapitel 5).

Viele der in diesem Buch vorgestellten Ideen, Techniken und Strategien wurden höchst erfolgreich als komplementäre und auch alternative Therapie zur schulmedizinischen Behandlung eingesetzt. Es wäre aber auch nicht falsch, die eine oder andere Vorgangsweise fest in seinen Lebensalltag zu integrieren, selbst wenn Sie sich völliger Gesundheit erfreuen. So können Sie sich eigenverantwortlich und präventiv aus der Armee der Leidenden heraushalten.

Welche Art von chronischer Krankheit man auch immer betrachtet, auf fast jedem Gebiet sehen wir in den letzten Jahren exponentielle Anstiege. Kennen Sie jemanden, der über 30 Jahre alt ist und weder Rückenschmerzen, noch eine Augenschwäche oder Gewichtsprobleme hat, beziehungsweise der nicht täglich irgendeine Art von Medikament einnimmt? Aus einer 2013 von der Gates Stiftung durchgeführten Studie geht hervor, dass nur noch jede zwanzigste Person rundum gesund ist. Das sind gerade einmal 5% der Weltbevölkerung! Dieser Umstand ist nicht etwa nur darauf zurückzuführen, dass die Menschen immer älter werden.

Angeführt wird die Liste der Beschwerden von Rückenschmerzen, Depressionen, Nackenbeschwerden, Diabetes und Angststörungen. 2,3 Milliarden Menschen haben mehr als 5 Beschwerden gleichzeitig. Hierzu werden zwar auch "Kleinigkeiten" wie Zahnfüllungen gezählt - aber dennoch ist die Datenlage schon beeindruckend.

Ich kann mich nicht erinnern, dass ich in meiner Vorschulzeit viele Freunde hatte, die Medikamente einnahmen, geschweige denn an einer chronischen Krankheit litten. Heute sehen wir Fünfjährige, die an Diabetes II erkrankt sind und Zehnjährige, die permanent mit Psychopharmaka "eingestellt" sind - Tendenz stark steigend.

Auch der Umstand, dass eine große Zahl von Ärzten mit den oben genannten physischen und psychischen Problemen zu kämpfen haben, zeigt, dass ein Paradigmenwechsel fällig ist.

Man muss kein Nobelpreisträger sein, um zu erkennen, dass kein staatliches Gesundheitssystem der Welt einer solchen Entwicklung auf Dauer gerecht werden kann. Stattdessen wird der Ball wohl über kurz oder lang an den Einzelnen zurückgespielt werden, was bedeutet, dass wir alle zum einen unsere Lebensumstände überdenken, uns zum anderen aber auch alternativen und unkonventionellen Heilmethoden zuwenden werden *müssen.*

Die gute Nachricht ist: Es gibt gerade zum Thema unkonventionelle Selbstheilung unglaublich spannende Entdeckungen, die einerseits bereits gut erforscht und andererseits für jedermann erlern- und anwendbar sind. Ich hoffe, dass es mir gelingt, meine Begeisterung für diese Entdeckungen ein klein wenig auf Sie überspringen zu lassen.

Anmerkungen zu diesem Buch:

Wenn Sie so wollen, sehen Sie dieses Buch als Selbstheilungs-Baukasten, aus dem Sie sich diejenigen Werkzeuge nehmen, die Sie benötigen, beziehungsweise mit denen zu arbeiten Ihnen Freude bereitet.

Jede Methode wird einer von drei Wirkebenen zugeordnet, der körperlichen, der mentalen oder der feinstofflichen. Ideal wäre es natürlich, mehrere Methoden, die auf jeweils unterschiedlicher Ebene ansetzen, zu kombinieren.

Sie werden feststellen, dass, obwohl jedes Kapitel einen Aktionsschwerpunkt hat, das Thema Gesundheit von sehr vielen verschiedenen Seiten beleuchtet wird. So bekommt jede Methode neben den empfohlenen konkreten Maßnahmen einen starken philosophischen Überbau. In Methode 5 ist die philosophische Komponente so stark, dass sie, wenn es dem Leser gelingt, sie anzunehmen, selbst zur Heilmethode wird. Dies ist jedoch die Ausnahme. Zu allen anderen Methoden gibt es eine Vielzahl von Studien, die deren Wirksamkeit auch wissenschaftlich unterstreichen.

Die zitierten Pioniere versuchen auf ihre individuelle Weise herauszuarbeiten, welche Mechanismen Gesundheit bzw. Krankheit zugrunde liegen und wie ihre Heiltechnik darauf Einfluss nimmt. Das steht der Vorgangsweise der konventionellen Medizin entgegen, bei der Medikament XY verabreicht wird, ohne dass der Patient - und nebenbei bemerkt oft auch der Arzt - eine Ahnung haben, welche Wirkmechanismen nun genau greifen.

Da ich mich bereits seit vielen Jahren selbst mit unkonventioneller Heilung beschäftige, habe ich mir erlaubt, meine persönlichen Erfahrungen an passender Stelle einzuflechten.

Zitate ohne Quellenangabe sind Aussagen, die in der Kommunikation zwischen Zitatgeber und Autor entstanden sind bzw. in Workshops, Seminaren oder Trainings gemacht wurden.

Sollten Sie es ernst meinen und Heilung tatsächlich (auch) in Ihre eigenen Hände nehmen wollen, müssen Sie mindestens eine der hier beschriebenen Methoden aktiv anwenden. Dies ist, gerade wenn man geschwächt, verängstigt, deprimiert und vielleicht sogar noch alleine ist, ein schwieriges Unterfangen.

“Wir haben kein Wissens-Defizit, wir haben ein Umsetzungs-Defizit.” Diese Aussage hört man gerade im therapeutischen Bereich oft. Auf selfhealing.academy finden Sie zahlreiche Angebote, die Ihnen die praktische Umsetzung der hier besprochenen Inhalte leicht machen.

Um eine flüssige Lesbarkeit zu gewährleisten, verwende ich die männliche Form. Selbstverständlich sind Frauen und Männer gleichermaßen angesprochen.

Wie auch Zweifler den Zugang zu unkonventioneller Heilung finden können

> "Energieheilung ist die älteste Form der Heilung, sie ist bereits ganz zu Beginn einer jeden Kultur zu finden."
> - *Levanah Shell Bdolak*

Stellen Sie sich vor, Sie würden eine Zeitreise ins Mittelalter unternehmen. Sie würden den Menschen, die Sie dort treffen, von Solarantrieben und Smartphones berichten, und davon, dass die Erde rund sei.

Dass Kindbettfieber hygienische Ursachen hat und man die Pest durch Bekämpfen der Ratten sofort in den Griff bekäme. Wie würden die Menschen des Mittelalters reagieren? Die Mehrheit wäre wohl recht skeptisch, schließlich gibt es zu dieser Zeit auch Erklärungen und Deutungen zu den erwähnten Themen, und zwar von hoch angesehenen Leuten aus Wirtschaft, Kirche und Adel. Selbst wenn Sie Ihre Behauptungen durch praktisches Anwenden jederzeit untermauern könnten, würde man Ihnen dennoch mehr Skepsis als Bewunderung entgegenbringen.

Ähnlich wie bei einer solchen Zeitreise mag es den in diesem Buch vorgestellten Entdeckern unkonventioneller Selbstheilungsmethoden heute ergehen. Wie fundiert auch immer jemand seine Methode durch Studien und dutzende Wiederholungen des Vorgangs dokumentiert, es findet sich immer jemand, der die Sache torpediert. Nicht selten nur mit dem Argument: "Zu schön, um wahr zu sein."

> *"Zuerst ignorieren sie Dich, dann lachen sie über Dich, dann bekämpfen sie Dich, und dann gewinnst Du."*
> - *Mahatma Gandhi*

Was mir eine unerschütterliche Zuversicht verleiht, ist die Tatsache, dass diese Pioniere nicht nur unglaubliche Erfolge vorzuweisen haben, sondern auch mehr und mehr die wissenschaftlichen Daten, die diese Erfolge zumindest teilweise erklären, vorlegen können.

Wir leben heute in einer Zeit, in der Sie von der Fülle an Therapieoptionen - konventionell oder alternativ - förmlich erschlagen werden.

Wenn Sie sich im Internet zum Thema "unkonventionelle (Selbst-) Heilung" etwas umsehen, stoßen Sie auf ein Angebot, das schwer zu überblicken und noch schwerer zu verifizieren ist. Diejenigen Methoden herauszufiltern, die nachweislich zahlreichen Menschen geholfen haben, beziehungsweise, die genau für Ihre individuelle Situation wirksam sind, mutet ein wenig wie Lottospielen an.

Ein paar verrückt klingende Ideen zusammenfassend zu beschreiben, ist keine große Kunst. Der weitaus schwierigere Teil liegt im Finden von tatsächlich funktionierenden Strategien. Denn die überwiegende Mehrheit der da draußen angepriesenen energetischen Wundermittel ist schlichtweg Humbug. Ja, der Placebo-Effekt kann auch hier positive Ergebnisse bewirken, aber wir sprechen hier von Methoden im Sinne von Techniken. Das heißt, richtig angewandt tritt der gewünschte Effekt mit hoher Wahrscheinlichkeit auf, ähnlich, wie das bei einem Medikament oder einem operativen Eingriff der Fall ist.

Um also die Spreu vom Weizen zu trennen, habe ich mich auf einen Recherche-Marathon begeben, der über 3 Jahre meine volle Aufmerksamkeit beansprucht hat. Ich las unzählige Bücher, die dazugehörigen wissenschaftlichen Studien, hörte mir über hunderte von Stunden Podcasts und YouTube Interviews an, buchte Seminare und Workshops und hatte auch das Glück, den einen oder anderen Pionier persönlich treffen zu dürfen.

Und je tiefer ich in die Materie eintauchte, umso faszinierter war ich davon. Nach meinem Gefühl bahnt sich hier nichts Geringeres, als eine Revolution an. Wobei die eigentliche Revolution nicht in den Methoden selbst zu finden ist, sondern in der Erkenntnis, dass jeder Einzelne machtvolle Werkzeuge zur Verfügung hat, mit denen der eigene Gesundheitszustand beeinflusst werden kann.

Irgendwo las ich einmal darüber, wie Raumschifftechniker bei der Auswahl der Bord-Technologien vorgehen. Dieser Ansatz hat mir gefallen und ich habe ihn deshalb kopiert: Rein kommt nur, was funktioniert. Das heißt also, geringstmögliche Komplexität und Fehleranfälligkeit bei maximaler Effizienz und Verlässlichkeit.

Verlässlichkeit bedeutet in unserem Fall, dass die Wirksamkeit entweder wissenschaftlich oder durch zahlreiche Erfolgsbeispiele aus der Praxis - oft sogar beides - erwiesen ist. Erfolge sind replizierbar, und zwar von jedem, der die Methode lernt, beziehungsweise anwendet. Darüber hinaus sind die vorgestellten Methoden auch noch preiswert, meist sogar kostenlos.

Manches, wie zum Beispiel das "Optimieren der Gewohnheiten" oder das "Erden", kann sofort angewendet werden, ohne dass andere Personen gebraucht oder irgendwelche Techniken erlernt werden müssen. Andere Methoden erfordern etwas mehr, zumeist mentalen Aufwand und vor allem Disziplin.

"Bengston Cycling" oder die "konzertierte Gruppenintention" sind machtvolle Methoden, mit denen sich nachweislich Heileffekte "produzieren" lassen. Allerdings müssen Sie dafür erstmal in einen Lernprozess investieren. Wenn Sie aber Ihre Gesundheit als das kostbarste Lebensgut betrachten, dann lohnt sich diese Investition mehr als jede andere.

Apropos Effizienz und Verlässlichkeit: Angenommen, es ist eine Reparatur an Ihrem Wagen fällig. Gleich um die Ecke ist ein Mechaniker ansässig. Was Sie stutzig macht, ist, dass dieser selbst eine alte Klapperkiste fährt, die schlecht gewartet scheint, schwarz qualmt und von Rost zerfressen ist. Werden Sie ihm Ihren Wagen anvertrauen oder lieber einen anderen Mechaniker suchen?

Viele Menschen leben in der Annahme, die konventionelle Medizin sei der Königsweg zur Gesundheit. Aber wenn dem so wäre, müssten ja diejenigen, die an der "Quelle" sitzen, also die Ärzteschaft, die gesündesten Menschen überhaupt sein. Dem ist aber nicht so. Tatsache ist, dass dort, wo Ärzte in Untersuchungen der Volksgesundheit einbezogen werden, diese besonders *schlecht* abschneiden.

"Laut Schätzungen sind allein in Deutschland 8300 Ärzte alkoholabhängig." Dieser Satz findet sich in einem Artikel in der Tageszeitung "Die Welt" mit dem Titel "Die Götter in Weiß sind kränker als ihre Patienten". Noch dazu ist dort nachzulesen, dass fast ein Viertel aller Ärzte laut Selbstauskunft unter Depressionen leiden.

Auch in anderen Ländern ist das nicht besser. Durch die Bank haben Ärzte in entwickelten Ländern ein höheres Krebsrisiko, mehr Burnouts und eine höhere Selbstmordgefährdung als die allgemeine Bevölkerung. Gibt es ein noch deutlicheres Indiz dafür, dass es Zeit für einen Paradigmenwechsel ist?

Dieser Paradigmenwechsel ist längst dabei, Gestalt anzunehmen. Vielen Menschen ist heute bewusst, dass sie sich eigenverantwortlich um ihre Gesundheit kümmern müssen, und zwar Tag für Tag. Wir können die körperlich-seelische Balance nicht mehr länger in die Hände von Leuten legen, die damit nachweislich überfordert sind.

Lassen Sie mich an dieser Stelle anmerken, dass die moderne Medizin extrem effizient ist, wenn es um die Behandlung von akuten Problemen geht, also etwa Knochenbrüche oder Eingriffe am Herzen oder die Behandlung von Epilepsie. Dafür sollten wir demütigen Dank empfinden, zum einen für die technischen Möglichkeiten und zum anderen für die Kunst der jeweiligen Spezialisten.

Aber in Sachen chronische Leiden sieht es weniger vielversprechend aus. Hier sind eindeutig neue Ansätze gefragt.

Und immer mutiger öffnet sich auch die Politik neuen Optionen: Wussten Sie, dass Schulmediziner in Großbritannien mit energetischen Heilern zusammenarbeiten? Auf 22.000 niedergelassene Ärzte kommen 14.000 registrierte Heiler. Der britische Staat übernimmt sogar die Kosten für energetisches Heilen, wenn dies von einem Arzt verordnet wird.

Der amerikanische Psychologe Dr. Lawrence LeShan hatte in den 1960er Jahren einen Entschluss gefasst. Er wollte beweisen, dass unkonventionelles Heilen nichts als Humbug sei und eine Gefahr für den zu Behandelnden darstellen. Nachdem er sich in der Folge jahrelang mit paranormalen Phänomenen befasst und auch selbst zahlreiche Versuche angestellt hatte, drehte sich seine Intention in das genaue Gegenteil. Nun wollte er über quantenphysikalische Modelle beweisen, warum unkonventionelles Heilen *definitiv* funktioniert. LeShan wird heute als der Pionier in der psychologischen Krebsbehandlung gesehen.

Zurück zu unserer Zeitreise ins Mittelalter:

Wenn bereits die halbe Stadt von der Pest dahingerafft wurde und Sie plötzlich den Rat bekommen: "Vergifte alle Ratten in der gesamten Nachbarschaft!" Würden Sie ihn befolgen, auch wenn der Zusammenhang erstmal völlig hanebüchen erscheint?

> *"Je erstaunlicher eine wissenschaftliche Entdeckung ist, desto stärker wird sie von der Wissenschaft bekämpft."*
> *- Max Planck*

Heilmethode Nr. 1

Heilen durch konzertierte Gruppenintention (Kraft der 8)

Kurzbeschreibung: Eine Gruppe aus etwa acht Personen versammelt sich (physisch oder virtuell) und produziert für einige Minuten ein Heilungsfeld, das auf einen der Teilnehmer projiziert wird
Wirkebene: feinstofflich
Schwierigkeitsgrad: leicht
Voraussetzungen: Eine Gruppe von Menschen, die eine fokussierte Heil-Intention aussendet
Besonderheit: Die Methode produziert nicht nur Heilungseffekte für den Empfänger, sondern auch für die Sender. Man kann also sagen, dass hier Heilung und Selbstheilung gleichzeitig stattfinden.

Die zentralen **Ideen** aus diesem Kapitel:

- Ihre Gedanken und Gefühle strahlen auf Ihre Umwelt ab und beeinflussen diese.
- Dies betrifft Wasser, Pflanzen und Menschen, ja sogar unbelebte Materie reagiert auf “psychische Schwingungen”.
- Konzertierte Gruppenintention kann Spontanheilung auslösen
- Lynne McTaggart, die die Prozedur gefunden und untersucht hat, berichtet von Heilungserfolgen vielfältigster Art, aber auch von Verbesserungen in anderen Lebensaspekten, z.B. dysfunktionale Beziehungen, Geldsorgen etc.
- Auch Teilnehmer, die nur als “Sender” der Intention aktiv werden, können Heilung erfahren, was teilweise

mit der Stimulation des Vagus-Nervs in Verbindung gebracht wird.

- Die Treffen einer Kraft der 8 Gruppe sind auch virtuell via Video-Telefonie möglich, wobei die Wirkeffekte dieselben sind wie bei physischen Zusammentreffen.
- Die Methode funktioniert auch gut, um psychische Disharmonien wieder auszubalancieren.
- Sich um Andere zu kümmern, scheint Heileffekte zu begünstigen, ganz besonders in Phasen, in denen man selbst hilfebedürftig ist.

Was ist Intention?

Die treibende Kraft hinter vielen Heilungsmethoden, so auch der "Kraft der 8" Technik, ist Intention. Doch was ist das eigentlich?

"Absicht, Bestreben" findet man im Duden dazu, eine englische Enzyklopädie liefert den Begriff "fokussierte Aufmerksamkeit". Ich richte also einen Gedanken bewusst auf etwas oder jemanden. Dies hört sich trivial an, wenn man jedoch bedenkt, dass zwischen 85 und 95% aller Gedanken, die wir täglich denken, unbewusst - also quasi unter Autopilot - ablaufen, dann bekommt die fokussierte Aufmerksamkeit schon deutlich mehr Gewicht. Stellen Sie sich vor, Sie fahren Auto. Völlig automatisch wechseln Sie die Gänge, steuern, geben Gas und bremsen. Da Sie seit Jahren Auto fahren, müssen Sie bei all diesen Tätigkeiten nicht mehr nachdenken. Das ist der Autopilot in Aktion. Ihr Gehirn braucht dabei wenig Energie und es bilden sich keinerlei neue neuronale Vernetzungen.

Jetzt lernen Sie ein Gedicht auswendig. Wort für Wort müssen Sie sich einprägen, ständig repetieren. Nachdem Sie sich eine Zeile gemerkt haben, müssen Sie unter ständiger Wiederholung derselben die nächste in Angriff nehmen. Hierzu ist fokussierte Aufmerksamkeit nötig. Und dabei werden definitiv neue neuronale Vernetzungen gebildet. Mit anderen Worten, Ihr "Gehirn-Muskel" wächst.

Wir mögen bezüglich unkonventioneller Heilung zwar noch im buchstäblichen Mittelalter sein, aber die im Folgenden beschriebenen beiden Experimente zeigen eindrücklich, was zum Thema Intention schon seit Jahrzehnten erwiesen ist:

Experiment 1:

In den 1990er Jahren baute der Franzose Dr. René Peoc'h einen kleinen Roboter, der sich, gesteuert von einem Zufallsgenerator, auf einem ca. 8 Quadratmeter großen Tisch umherbewegte. Die "Laufwege" wurden - damals ganz simpel - per am Roboter befestigtem Stift auf einem großen Bogen Papier aufgezeichnet. Wie zu erwarten, waren die Bewegungen recht gleichmäßig über das ganze Blatt verteilt. Jetzt prägte Peoc'h ein Hühnerküken auf den Roboter. Wie Konrad Lorenz in den 1960er Jahren am Beispiel von Graugänsen gezeigt hat, geht das ganz einfach: Das erste sich bewegende Objekt, das das Küken nach dem Schlüpfen sieht, wird als Mutter identifiziert. Das Küken folgt dem Roboter auf Schritt und Tritt. Jetzt wird es in einen kleinen Käfig gesetzt, der an einer Ecke des Tisches positioniert ist. Das Küken läuft nervös im Käfig auf und ab, den Roboter immer im Blick. Ganz eindeutig sucht es seine Nähe. Und tatsächlich bewegt sich der Roboter nun vorwiegend in derjenigen Tischhälfte, in der auch der Käfig steht. Das Küken hat mit seiner Intention, der "Mutter" nahe zu sein, den Zufallsgenerator beeinflusst. Dieses Experiment wurde wegen seines verblüffenden Ergebnisses angezweifelt und deshalb oft wiederholt - mit immer demselben Ausgang. Auf YouTube findet man ein siebenminütiges Video darüber: https://youtu.be/-EVBTAXhNTg

Experiment 2:

Anfang des neuen Jahrtausends führten die Psychologen

Marylin Schlitz und Dean Radin einen Versuch am Institute for Noetic Sciences in Kalifornien durch, der zeigen sollte, ob Intention eine messbare Kraft ist.

Dutzende Paare nahmen daran teil, von denen jeweils ein Partner an einem Krebsleiden litt.

Der Versuch bestand darin, dass der Gesunde dem Kranken wohlwollende Intention schickt, und zwar immer dann, wenn das Bild des Partners in zufälligen Zeitabständen, die zwischen fünf und 40 Sekunden lagen, auf einem Bildschirm auftauchte. Dabei wurden die Reaktionen sowohl des Senders als auch des Empfängers aufgezeichnet, und zwar im Hinblick auf Durchblutung, Gehirnaktivität, Atemfrequenz, und Hautleitfähigkeit. Um unerwünschte äußere Einflüsse abzuschirmen, befand sich eine der Versuchspersonen in einem Faraday'schen Käfig.

Es konnten eine Reihe von physiologischen Reaktionen gemessen werden, die als Beweis dafür gelten, dass Intention tatsächlich messbare Effekte produziert. So wurde kurz nach der Aufforderung, wohlwollende Intention zu 'schicken', eine kurzfristig erhöhte Pulsfrequenz bei beiden Versuchsteilnehmern gemessen. Ähnliches fand man bei der Hautleitfähigkeit. Besonders interessant waren jedoch die Hirnstrommessungen im EEG: Obwohl der Empfänger nicht wusste, wann der Impuls vom Sender kam, wurde auch bei ihm eine eindeutige Reaktion im Gehirn gemessen, sobald die Intention abgeschickt wurde. Die Intention wurde im Gehirn des Empfängers "sichtbar".

Man führte diesen Versuch auch mit 16 gesunden Paaren aus. Auch bei ihnen wurden die beschriebenen Effekte gemessen, jedoch in abgeschwächter Form. Dies zeigt, dass die Intensität der ausgesandten Intention eine entscheidende Einflussgröße ist.

Auch der Japaner Masaru Emoto hat mit seinen Wasser-Eiskristall-Versuchen eindrucksvoll gezeigt, dass ein mit der entsprechenden Emotion verbundener Gedanke einen messbaren Effekt auf Materie hat.

Emoto bat Versuchspersonen, Worte und die damit einhergehenden Gefühle an ein mit normalem Trinkwasser gefülltes Glas zu richten. Also zum Beispiel das Wort "Liebe" auszusprechen und gleichzeitig das korrespondierende Gefühl zu erleben. Andere Worte waren "Glückseligkeit", "Dankeschön", "Wertschätzung", "Wahrheit", aber auch "Hass", "Dämon", "Angst", etc.

Nachdem die Versuchsperson ihre Worte gesprochen und das korrespondierende Gefühl mit Zielrichtung Wasserglas bewusst gefühlt hatte, wurde das Wasser eingefroren und die Eiskristalle danach unter dem Mikroskop fotografiert.

Die positiv besetzten Worte brachten wunderschöne, symmetrische Kristalle hervor, während alle negativen Begriffe recht unansehnliche Eiskristalle produzierten.

Dies gilt bis heute als phantastischer Beweis dafür, dass unsere Gedanken und Gefühle als energetische Felder einen ganz realen, physikalischen Einfluss auf unseren Körper, der zu etwa 70 % aus Wasser besteht, und auch auf unsere Umgebung haben.

Zurück zur Frage, was Intention eigentlich ist. Einigen wir uns vorerst darauf: Intention ist ein Gedanke, der von einem korrespondierenden Gefühl aufgeladen wurde.

Intention als Impulsgeber für Heilung

Wie zielgerichtet Intention tatsächlich einsetzbar ist, wurde durch folgendes Experiment gezeigt: Ein Heiler (Leonard Laskow) sendet Intention an eine Krebszellenkultur in einem Reagenzglas. Im ersten Versuch richtet er die Intention an den Inhalt des Reagenzglases, dass nur noch 3 Zellen übrigbleiben mögen. Das Ergebnis: Das Zellwachstum verlangsamt sich im Vergleich mit einer identischen Kultur im Nebenraum um 18%.

Im nächsten Versuch konzentriert sich der Heiler darauf, das Zellwachstum zu beschleunigen. Tatsächlich sind daraufhin 15% mehr Zellen entstanden als in der Vergleichs-

Kultur, die keine Intention erhielt. Dem Heiler gelang es also, das Ergebnis in beide Richtungen zu beeinflussen.

Dazu passt das folgende Zitat von Joe Dispenza (dessen Arbeit in einem separaten Kapitel beleuchtet wird):

> *“Deine Gedanken können dich krank machen und sie können Dich auch wieder gesund machen.”*

Die Details zu den Experimenten mit Leonard Laskow können Sie hier nachlesen: https://is.gd/e8cHfj

Sind also zielgerichtete, mit Emotionen aufgeladene Gedanken tatsächlich ausreichend, um dadurch Heilungseffekte für sich selbst auszulösen? Die Frage ist komplex und wird im Verlauf dieses Buches noch ein paarmal aus unterschiedlicher Perspektive beleuchtet. Jedenfalls spielen folgende Einflussfaktoren eine Rolle:

- Dosis: Wie oft wird die Intention (oder das Gebet) abgeschickt?
- Glaube: Ist das Gewünschte ‘realistisch’?
- Dringlichkeit: Wie sehr will ich es?
- Vertrauen in eine externe Hilfe, aber auch an die Kraft und Richtigkeit eigenen Handelns
- Wortwahl: Verwende ich negative Begriffe oder Namen von Krankheiten, dann kann es sein, dass negative Wirkungen eintreten
- Für den Fall, dass ich eine Intention für eine andere Person abschicke, spielt wohl auch die persönliche Verbindung zu dieser eine Rolle

Zahlreiche Wissenschaftler haben sich in den vergangenen 2 Jahrzehnten mit folgender Frage beschäftigt:

Wenn eine Intention verschickt werden kann, ist es dann möglich, diese im Sender sichtbar zu machen? Und falls ja, unter welchen Bedingungen entfaltet Intention dann ihre maximale Heilkraft?

Die Psychologin Jeanne Achterberg vom Institut für transpersonale Psychologie in Kalifornien untersuchte, welche Rolle die persönliche Verbindung zwischen Heiler und Patient spielt. Dazu wurde die Gehirnaktivität des Patienten in einem Magnetresonanztomographen gemessen, während der Heiler in einem anderen Raum "arbeitete". In Anordnung A kannten sich Heiler und Patient schon gut, in Anordnung B waren Sie sich vorher noch nie begegnet. Achterberg stellte fest, dass die Patienten in Anordnung A die Aktivität des Heilers reflektierten, vor allem durch Aktivierung des Frontallappens.

In Anordnung B war keinerlei Synchronizität feststellbar. Die Heilenergie dürfte in diesem Fall nicht angekommen sein. Dies impliziert, dass es für erfolgreiche Fernheilung notwendig ist, dass Heiler und Patient eine Art Verbindung haben.

Quelle: https://is.gd/51lsZE

Zu einem ähnlichen Ergebnis kam eine Studie, die an der Unabhängigen Universität von Mexiko City durchgeführt wurde. Hier maß man die Hirnaktivität beider Partner im EEG, während der Empfänger durch einen Faraday'schen Käfig vollkommen abgeschottet von jeglicher elektromagnetischen Strahlung war. Vor dem Versuch hatten beide Partner an einer 20-minütigen Meditation teilgenommen und waren aufgefordert worden, "in Verbindung" zu bleiben.

Der Sender erhielt in diesem Fall starke visuelle Reize durch einen Lichtblitz, der eine spezifische Hirnaktivität auslöst.

Genauso wie im obigen Versuch wurde untersucht, ob sich der Reiz im Gehirn des Empfängers "spiegelt". In 25% der Fälle waren die Ausschläge tatsächlich auch im völlig abgeschirmten Partner messbar. Ohne die vorhergehende zwanzigminütige gemeinsame meditative Versenkung wurde allerdings keinerlei Synchronizität gemessen. Versuchsleiter Grinberg-Zylberbaum schloss daraus, dass diese Art von "Potentialübertragung" nur möglich ist, wenn unter den Beteiligten eine Art mentale Verschränkung stattfand. Quelle: https://is.gd/wLwUao

Marilyn Schmitz hat als Vizepräsidentin des Institute for NOETIC Sciences in Kalifornien eine Menge Erfahrung mit dem Thema Intention und Heilung. Sie vermutet, dass auch die Dringlichkeit der Situation ein wichtiger Antrieb für den Heiler ist, dass also die Motivation des Heilers, und damit auch die Intensität der Intention, mit der Schwere der Krankheit zunimmt.

Können Gebete heilen?

"Das Gebet ist der Sauerstoff für die Seele."

- St. Padre Pio

Seit jeher hat das Gebet in allen Religionen und spirituellen Gruppen einen hohen Stellenwert. Man könnte das Beten deshalb als die weltweit populärste komplementärmedizinische Maßnahme bezeichnen.

Der erste Versuch, die Effizienz von Gebeten zu beweisen, wurde 1959 von Dr. Franklin Loehr, einem amerikanischen Pastor und Wissenschaftler, unternommen. Er nahm 3 gleiche Gefäße, in die er jeweils eine Samenmischung pflanzte. An die Samen von Schale eins richtete er wohlwollende Gebete. An Schale Nummer zwei destruktive Wünsche. Schale Nummer drei war die Kontrollgruppe und blieb daher unbeachtet. Tatsächlich keimten die mit liebevollen Gebeten bedachten Samen deutlich vor der Kontrollgruppe. Die mit destruktiven Gebeten bedachten keimten langsamer als die Kontrollgruppe bzw. teilweise gar nicht.

In einem anderen Versuch richtete Loehr Gebete an Wasser, mit dem in der Folge Pflanzen gegossen wurden. Sie keimten einen Tag vor der Kontrollgruppe! Diese Versuche und andere Auswirkungen von Gebeten an Pflanzen sind im 1947 erschienenen Buch "The Power of Prayer on Plants" von Franklin Loehr dokumentiert, welches auch heute noch erhältlich ist.

Die Spindrift Foundation in Landsdale, Pennsylvania wurde eigens gegründet, um die Wirkungen von Gebeten auf Pflanzen zu untersuchen. Hier legte man Samen in wachstumsfeindliches Salzwasser und betete dann für einen Teil von ihnen. Und zwar in der Weise, dass man dem Samen ein spezifisches Ergebnis wünschte, also z.B. die Fähigkeit zu keimen und zu schnellem Wachstum. In einem separaten Experiment wurde das Gebet allgemein formuliert: "Möge sich das größte Wohl und höchste Potential manifestieren". In beiden Varianten trotzten die durch Gebet begünstigten Samen den widrigen Umständen wesentlich besser als die Vergleichspflanzen, für die nicht gebetet wurde. Sie keimten vermehrt und wuchsen schneller.

Bis heute wurden Dutzende Studien zum Thema "Heilkraft von Gebeten" auch an Menschen durchgeführt. Wer in die Materie eintaucht, wird ob der Varianz in den Studienergebnissen ins Staunen geraten.

Während bei den meisten ein positiver Effekt beobachtet wurde, gab es auch eine groß angelegte Untersuchung, die keinerlei Effekt und eine weitere, die sogar negative Effekte von Gebeten als Ergebnis hatte. Ja, Sie haben richtig gelesen, in diesem Fall ging es denjenigen, für die gebetet wurde, schlechter als der Vergleichsgruppe. Sollte es tatsächlich möglich sein, einen gegenteiligen Effekt als den durch das Gebet gewollten auszulösen? Um diesen Sachverhalt zu verstehen, muss man in die Tiefen des Wissenschaftsbetriebes und dessen Unzulänglichkeiten eintauchen.

Wenn man sich daran macht, den Begriff "Gebet" zu definieren, stellt man fest, dass dies ein weites Feld ist. Für den einen ist es ein vorgegebenes Stück Text, das in immer gleicher Weise 'heruntergebetet' wird. Für den nächsten ist es eine Form der Meditation, also ein reflektierender innerer Monolog. Dann gibt es die Gebetsform, bei der um etwas gebeten wird, also ein Gott oder eine Gottheit um Hilfe angerufen wird.

Und dann ist da auch die Gebetsform, die eine Art Dankrede darstellt, bei der man sich also für einen wünschenswerten Zustand innig bedankt, als wäre dieser bereits eingetroffen.

Für den Fall, dass für jemand anderen gebetet wird, ist zu beachten, welche Art von Projektionsmöglichkeit der Betende hat. Welche Informationen liegen ihm über den Kranken vor, für den er aktiv wird?

All diese wichtigen Präpositionen bleiben jedoch in den meisten Gebets-Studien ohne Beachtung.

In der einen Studie kennen sich die beiden Parteien nicht, es wird nur ein Vorname zur Verfügung gestellt, in der nächsten ein Foto, eventuell ein Geburtsdatum, und in wieder einer anderen sind Betender und Kranker langjährig freundschaftlich oder familiär verbunden.

In der einen Studie sagte man den Kranken, dass für sie 'vielleicht' gebetet werde, mit welcher Absicht auch immer. In der nächsten wussten die Patienten nichts von den Gebeten. Und in einer weiteren Studie wurden sie davon in Kenntnis gesetzt.

In der 2005 durchgeführten STEP Studie, auch die "Templeton Prayer Study" genannt, wurden 1802 Patienten beobachtet, an denen Bypass-Operationen durchgeführt werden mussten. Die Patienten wurden in 3 Gruppen unterteilt:

Gruppen 1 und 2 wurde mitgeteilt, dass für sie "unter Umständen" gebetet werden würde, was dann nur für Gruppe 1 geschah. Gruppe 3 wurde garantiert, dass sie Gebete erhielt.

Die Betenden wurden angewiesen, das Gebet nach ihrer Façon zu gestalten, jedoch folgenden Satz miteinzubeziehen:

"Für eine erfolgreiche Operation mit schneller Gesundung ohne Komplikationen."

In jeder Affirmations-Anleitung für Anfänger findet sich der wichtige Hinweis, ausschließlich positive Formulierungen zu verwenden, da das Unterbewusste Verneinungen ignoriert. Es ist also nicht auszuschließen, dass die Verwendung des Wortes "Komplikationen" nicht nur alle guten Intentionen zerstört, sondern sogar kontraproduktiv gewirkt hat. Und tatsächlich gab es in dieser Studie am wenigsten Komplikationen in der Gruppe, für die nicht gebetet wurde, allerdings ohne statistische Signifikanz. Ein ganz interessanter Kommentar zu dieser Studie kam vom Evolutionsbiologen Richard Dawkins. Er vermutete, dass für manche Patienten folgender Eindruck entstanden sein könnte: "Es ist schon so schlimm um mich bestellt, dass sie für mich beten lassen."

Es braucht also nicht viel Fantasie, um zu erkennen, dass sich in einer Studie schnell entscheidende Unschärfen bzw. Fehler einschleichen. Dennoch werden all diese Untersuchungen gerne in einen Topf geworfen und mittels Meta-Studie pauschal mit "ohne eindeutiges Ergebnis" bezeichnet.

> *"Was möglich ist und was nicht, ist nicht Ihr Job. Es ist der Job der Schöpfung. Indem Sie behaupten, etwas sei ganz und gar unmöglich, schneiden Sie sich vom Wunder der Schöpferkraft ab."*
>
> *- Sadhguru (Indischer Mystiker)*

Durch die Pflanzenexperimente wird klar: Gebete zeigen Wirkung. Und praktisch jeder religiöse Mensch betet regelmäßig. Gibt es Methoden, ein Gebet effektiver zu gestalten?

Bereits in den 1940er Jahren hat Agnes Sanford das Buch "The Healing Light" geschrieben, in dem es um effizientes Beten geht. Sie empfiehlt folgende drei Schritte:

1) Fühlen Sie eine Verbindung zur göttlichen Kraft, die in allen Dingen ist

2) Visualisieren Sie die positiven Resultate des Gebets bereits als verwirklicht
3) Danken Sie für die Verwirklichung

Sanford betont, dass Ihr Gebet unerhört bleiben wird, wenn es nicht im Einklang mit dem Göttlichen ist. An diesem Punkt drängen sich viele Fragen auf, deren Erörterung den Rahmen dieses Buches allerdings sprengen würde.

Gruppenintention - eine Art Turbo-Gebet?

Der amerikanische Forscher Dr. Boguslaw Lipinski untersuchte 1985 die ionisierende Strahlung, also die elektrische Ladung der Luft durch Ionen, in der Johanneskirche von Medjugorje, einem Wallfahrtsort im ehemaligen Jugoslawien. Er wählte dafür nicht einen beliebigen Zeitpunkt, sondern wartete, bis die dortigen Visionäre eine Marienerscheinung erlebten. Um die ionisierende Strahlung zu messen, verwendete er ein Dosisleistungsmessgerät, welches in der Lage ist, sowohl elektrisch geladene Luftionen als auch ionisierende Strahlung von radioaktiven Quellen (Strahlendosis pro Zeitspanne) zu messen. Zu seiner Überraschung maß er am Nachmittag des 15. März, während die dortigen Visionäre in einem Raum versammelt waren und eine Marienerscheinung hatten, unglaubliche 100.000 millirad/h, eine Dosis, die normalerweise Strahlenkrankheit bei allen Anwesenden hätte auslösen müssen. Lipinsky stellte wiederholt sicher, dass seine Messgeräte auch tatsächlich einwandfrei funktionierten, und führte eine Reihe weiterer Messungen durch.

In derselben Kirche maß er am nächsten Morgen 100 millirad/h, was einem Durchschnittswert entspricht. Je mehr Betende sich im Laufe des Tages einfanden, umso höher schlug das Messgerät aus. Diesmal wurden in der Spitze 20.000 millirad/h registriert, also weniger als am Vortag, aber immer noch um ein Zweihundertfaches höher als in normaler Umgebung. Um acht Uhr abends, als die Kirche bereits wieder menschenleer war, fiel der Wert wieder deutlich ab.

In der Folge nahm Lipinsky Messungen in amerikanischen und polnischen Kirchen vor, konnte jedoch während der Messen dort keinerlei Abweichungen vom Normalwert feststellen. Dann reiste er nach Mexiko, um dort erneut an einem Wallfahrtsort zu messen. Zu seiner Enttäuschung zeigte das Dosisleistungsmessgerät auch hier zu allen Zeiten lediglich Normalwerte an. Leider wurde Lipinsky bei seiner zweiten Einreise nach Jugoslawien festgenommen und seine Gerätschaften konfisziert, sodass er seine erste Messreihe von 1985 in Medjugorje nicht mehr wiederholen konnte.

In einem späteren Interview wurde Lipinsky gefragt, ob er es für möglich halte, dass die von ihm gemessene hohe ionisierende Strahlung in der Kirche eine Art Schutzwirkung vor destruktiver Strahlung darstellen könnte, worauf er antwortete: “Es ist eine sehr provokative Frage, aber, ja, ich vermute, dass genau das passiert. Dass die Kirche von Medjugorje im Jugoslawien Krieg trotz gezielter Angriffe durch die Serben nicht zerstört werden konnte, ist ein Indiz dafür. Schließlich fand man in der Umgebung dutzende Bomben, die schlichtweg nicht explodiert waren.” Einen ausführlichen Bericht Lipinskys über seine Messungen finden Sie (in englischer Sprache) hier: https://is.gd/meUx1F

Zur Episode über Medjugorje passt auch die Geschichte von den acht Jesuitenbrüdern, die sich am 8. August 1945 betend nahe Ground Zero von Hiroshima befanden, die Katastrophe aber ohne Strahlenschäden überlebten und sich Zeit ihres Lebens bester Gesundheit erfreuten.

Lynne McTaggarts Kraft der 8

In ihren 30er Jahren begab sich die US-Amerikanische

Journalistin Lynne McTaggart wegen Wirbelsäulenproblemen und einer Candida-Infektion in ärztliche Behandlung. Sie wurde mit Aussagen wie 'Sie sind Kandidatin für eine Hüftoperation.", oder "Das wird ein langer und schmerzvoller Weg." oder: "Sie haben Skoliosis, das ist leider unheilbar." konfrontiert. Alles Vermutungen, die sich im Nachhinein als falsch herausstellten, sie aber in ein tiefes Loch stürzen ließen. Bei anderer Gelegenheit hörte sie physiotherapeutisches Personal sagen: "Mal sehen, ob sie nach dieser Übung immer noch lahmt." Sie spürte so am eigenen Körper, welch destruktive Wirkung solche Äußerungen und Urteile von Leuten haben, "die es ja wissen müssen".

Ärzte machen also den gleichen Fehler wie viele Eltern, die ihren Kindern einimpfen: "Du kannst nicht singen"' oder: "Du bist unbegabt in mechanischen Aufgaben." oder: "Eine Tänzerin wird aus Dir wohl nie." Derartige Aussagen können prägend sein und einen Krankheitsverlauf maßgeblich negativ beeinflussen.

Dies wird durch folgendes Experiment verdeutlicht:

Am Universitätsklinikum Hamburg-Eppendorf testete man die Schmerzempfindlichkeit an 22 Probanden. Diese befanden sich während des Versuchs in einem Magnetresonanztomographen, sodass ihre Hirnströme fortlaufend gemessen werden konnten. Außerdem erhielten sie eine Infusion mit Kochsalzlösung. Man fügte den Probanden nun einen unangenehmen Hitzereiz zu und bat sie, die Intensität auf einer Skala von 1 bis 100 anzugeben. Im Durchschnitt wurde der Wert mit 66 angegeben.

Sie erhielten dann, ohne darüber informiert zu werden, ein starkes, opiathaltiges Schmerzmittel. Jetzt wurde das Schmerzempfinden durchschnittlich mit Stärke 55 angegeben.

Teilte man den Probanden mit, dass sie nun ein hochwirksames Medikament bekommen würden, wobei man den Wirkstoff und die Dosis nicht veränderte, sank der Wert der angegebenen Schmerzempfindung auf 39. Alleine das Wissen um die Art des Medikaments hatte die Wirkung also mehr als verdoppelt. Besonders interessant an diesem Versuch waren die gleichzeitig durchgeführten Aufzeichnungen der Hirnströme. So konnte gezeigt werden, dass es sich bei der Wahrnehmung der Versuchsteilnehmer nicht um ein subjektives Empfinden handelte, sondern dass in den entsprechenden Hirnregionen tatsächlich ein geringerer Schmerzreiz auftrat. In anderen Worten: Allein die Erwartungshaltung hatte das Empfinden physisch beeinflusst.

Dieser Versuch enthielt noch ein drittes Szenario: In diesem teilte man den Probanden mit, nun würde die Gabe des Medikaments eingestellt werden, man müsse sich also auf mehr Schmerzen einstellen. Tatsächlich wurde die Arznei nach wie vor weiter intravenös verabreicht.

Wieder war die Erwartungshaltung verantwortlich für das Empfinden. Denn nun stieg der Schmerzpegel fast wieder auf den ursprünglichen Wert, der ohne Medikamentengabe gemessen wurde, nämlich auf 64 an.

Die negative Erwartung hatte den Effekt des Medikaments vollständig zunichte gemacht.

In dieser vielbeachteten Studie konnte also der sogenannte Nocebo-Effekt nachgewiesen werden, der auch immer dann eintritt, wenn der Arzt dem Patienten durch unbedachte Aussagen die Hoffnung raubt.
Sie können die Studie hier einsehen: https://is.gd/0lcfX0

Lynne McTaggart ließ sich jedenfalls von den gehörten Aussagen nicht weiter irritieren und suchte sich Ärzte und Therapeuten, die ihren Problemen mit einer positiven und aufbauenden Haltung begegneten, und konnte ihre Leiden in verhältnismäßig kurzer Zeit erfolgreich therapieren.

Sie erfuhr also am eigenen Körper sowohl, was kontraproduktive Äußerungen in einem Menschen anrichten können, als auch das Gegenteil davon.

Ganz Journalistin begann Sie sich nun für die physischen Auswirkungen von Gedanken im Allgemeinen zu interessieren.

Es folgten jahrelange, intensive Recherchen, die McTaggart tief ins Innere von Quantenphysik, Hirnforschung, Soziologie, Psychologie und die Erforschung von PSI-Phänomenen führten. Sie betont selbst immer wieder, dass es für sie als Nicht-Wissenschaftlerin oft ungeheuer schwierig war, die Zusammenhänge zu verstehen und den Wissenschaftlern, die sie auf der ganzen Welt besuchte, fachlich zu folgen. Obwohl ihre Bücher den Anspruch haben, genau diese Zusammenhänge für jedermann verständlich darzulegen, also beispielsweise zu erklären, warum Geistheilung über Distanzen funktioniert und was das Nullpunkt-Feld dabei für eine Rolle spielt, musste sie dennoch einige Kritik für Teile der beschriebenen Fakten einstecken, vor allem von denjenigen Vertretern der Forschung, die die Quantenphysik *nicht* als Brücke zwischen Spiritualität und Wissenschaft verstanden wissen wollen.

In ihrem Buch "Das Nullpunkt Feld" versucht sie herauszuarbeiten, dass die Menschheit gerade dabei ist, in ein neues Paradigma überzutreten: Die alte Wahrnehmung war, dass der Mensch im Grunde eine in sich eigenständige Maschine ist, die sich ausschließlich durch Gene und chemische Vorgänge definiert, im Grunde aber abgetrennt von allem anderen ist. Das neue Paradigma lautet: Wir sind Teil eines gigantischen Feldes, das aus pulsierender Energie besteht, das alles einschließt und auf subatomarer Ebene alles verbindet. Sie postuliert dieses pulsierende Energiefeld als zentralen Antrieb für das menschliche Bewusstsein und als Indiz, dass die Grenzen zwischen "Ich" und "Nicht-Ich" in Wahrheit verschwommen sind.

"Die fundamentalste Erkenntnis war jedoch der Nachweis, dass wir alle durch das Grundgerüst unserer Existenz (=Nullpunkt-Feld) miteinander und mit der Welt verbunden sind. Durch wissenschaftliche Experimente war bewiesen worden, dass es so etwas wie eine Lebenskraft geben kann, die durch unser Universum strömt, was verschiedentlich als kollektives Bewusstsein oder, in der Sprache der Theologien, als Heiliger Geist bezeichnet worden ist. Es gab nun eine plausible Erklärung für all das, woran die Menschheit seit Jahrhunderten geglaubt hatte, ohne dafür solide Beweise oder angemessene Belege zu haben, von der Wirksamkeit alternativer Heilverfahren oder sogar von Gebeten, bis hin zu einem Leben nach dem Tod. "

- Aus dem Buch "Das Nullpunkt Feld"
von Lynne McTaggart

Lynne McTaggart war besessen von der Frage: Wenn wir alle verbunden sind, wie stark ist dann die Kraft einer Intention, die von einer Gruppe zeitgleich und fokussiert abgeschickt wird?

Seit zwei Jahrzehnten forscht sie in Kooperation mit Wissenschaftlern selbst aufwendig dazu, teilweise mit tausenden von Teilnehmern, die bei ihren Intentionsexperimenten, mal online, mal durch physische Treffen versammelt, mitmachen. Ihre Versuche drehten sich ursprünglich um das Zusammenwirken möglichst großer Gruppen, um eine messbare Wirkung von bewusst gerichteter Intention zu produzieren, etwa auf Pflanzenwachstum, die Reinigung von verschmutztem Wasser, aber auch Effekte auf menschliches Verhalten.

Bei einem Workshop mit mehreren hundert Teilnehmern wurden Kleingruppen gebildet, innerhalb derer versucht wurde, Heilungsintention an eines der Gruppenmitglieder zu senden. So kam heraus, dass sich etwa acht Personen ideal dafür eignen, über konzertiert gerichtete Intention

Heilungseffekte zu generieren, und zwar mitunter dramatische.

Der Begriff "Kraft der 8" war geboren, und dies ist auch der Titel vom McTaggarts letztem Buch (deutscher Titel: 'Kraft der 8'). Die Technik wurde mittlerweile über zehn Jahre tausendfach rund um den Globus eingesetzt, und zahlreiche anekdotische Erfolge scheinen die Vermutungen McTaggarts zu bestätigen.

Heilungserfolge durch eine Kraft der 8 Session folgen keinem bestimmten Muster. Mal gibt es einen Sofort-Effekt in nur einer einzigen Sitzung, dann wiederum tritt Schritt für Schritt Besserung ein. In jedem Fall gibt es signifikante Erfolgsstories, von denen einige weiter unten im Detail beschrieben werden.

Zur Durchführung einer Kraft der 8 Session müssen sich in etwa 8 Personen zusammenfinden. Es kann ein physisches Treffen sein oder ein virtuelles, in dem die Teilnehmer nur über Videotelefonie verbunden sind. Die Zahl acht gilt als Richtwert, die Prozedur funktioniert auch mit einigen Personen mehr oder weniger.

Der Kraft der 8 Prozess läuft folgendermaßen ab:

- Eine Person aus der Gruppe mit einem Heilungsbedarf wird als Intentionsempfänger bestimmt.
- Man definiert die heilende Intention in schriftlicher Form. Sie muss präzise beschreiben, was geheilt werden soll, bzw. wie man sich den künftigen Idealzustand der Person vorstellt.
- Es folgt der sogenannte "Power Up"-Prozess, der dazu dient, dass die Teilnehmer ihre Herzenergie aktivieren und sich bemühen, eine Art energetischen Gleichklang innerhalb der Gruppe beispielsweise durch Atemübungen zu erreichen.
- Anschließend wird die zuvor formulierte Heilungsin-

tention von jedem Gruppenmitglied für etwa 10 Minuten still an den Empfänger gesandt, wobei die Teilnehmer, so sie physisch versammelt sind, Hände haltend einen Kreis bilden.

- Danach tritt man aus dem meditativen Zustand wieder heraus und reflektiert das Erlebte sowohl aus der Sicht der Sender als auch des Empfängers. Oft wird von einem spürbaren Kribbeln, der Wahrnehmung von Wärme und anderen physischen Empfindungen berichtet.
- Es ist auch möglich, die Intention so auszurichten, dass dem Patienten die Ursache für seine Disharmonie bewusstwird, und solcherart zu ermöglichen, dass diese durch verändertes Verhalten aufgelöst wird.

Es gibt authentische Berichte von Kraft der 8 Teilnehmern, die Erfolge auf den verschiedensten Ebenen vermelden. Die Bandbreite reicht von der Auflösung eines finanziellen Engpasses, über neu inspirierte Beziehungen bis hin zur Heilung von langwierigen chronischen und teilweise schweren Erkrankungen.

Der wahrscheinlich noch überraschendere Faktor ist, dass auch die "Sender" umfassend von der Prozedur profitieren. Es scheint also einen Rückkopplungseffekt zu geben, nach dem Motto: „Was Du aussendest, kommt zu Dir zurück, und zwar in verstärkter Form“.

Fallbeispiel 1: Lisa, 44, litt seit ihrem siebzehnten Lebensjahr an den Folgen eines Gendefekts namens Alpha-1-Antitrypsin-Mangel, der unter anderem auch pathologische Veränderungen in der Leber hervorruft, ein Krankheitsprozess, den die konventionelle Medizin nur verzögern, aber nicht heilen kann. So wurde ihr eine Lebertransplantation in Aussicht gestellt. Nachdem die jährliche Leberbiopsie

2017 wieder einmal eine Verschlechterung des Lebergewebes zeigte, beschloss Lisa, Teilnehmerin einer Kraft der 8 Gruppe in England zu werden, die sie dann auch wöchentlich besuchte. Als Lisa als Empfängerin an der Reihe war, spürte sie physische Veränderungen, die im Bereich der Leber stattfanden. Diese setzten sich noch eine ganze Weile nach der Sitzung fort. Die darauffolgende Biopsie 2018 zeigte dann, dass ihre Leber wieder normale Werte zeigte, eine weitere Behandlung also nicht mehr nötig war. Auf YouTube schildert sie (auf Englisch) ihre Krankheit sowie den Heilungseffekt, den sie durch die Kraft der 8 Gruppe erfuhr: https://youtu.be/sx5nQMzGCiI

Fallbeispiel 2: Wess, 69, wurde in seinem 19. Lebensjahr zum Vietnam-Krieg eingezogen. Er war gerade dabei, ein Universitätsstudium zu beginnen und sein Leben war voller Hoffnungen und Träume. Von diesen blieb nach seiner Rückkehr aus dem Krieg nichts übrig, stattdessen litt er - wie so viele Veteranen - an einer chronischen Depression, die 40 Jahre anhielt. "Mein Leben drehte sich auch nach dem Krieg nur um das nackte Überleben." 2018 wurde Wess Mitglied einer Kraft der 8 Gruppe und war dort nur ein einziges Mal und dann auch nur als Sender, aktiv. "Während der Sitzung spürte ich: Hier passiert etwas, da war plötzlich ein Energiefluss durch meine Hände und die Vibrationen im Raum veränderte sich merkbar. Eine ganz besondere Atmosphäre breitete sich aus." Am nächsten Tag wachte Wess auf und seine Depression war wie weggeblasen. Er fühlte sich durch und durch positiv gestimmt und voller Tatendrang. 40 Jahre hatte er einen derart lebensbejahenden Seinszustand nicht mehr erlebt. "Mit 69 fange ich nochmals ein neues Leben an." Die vollständige Geschichte, von Wess persönlich erzählt, finden Sie hier (in Englischer Sprache): https://youtu.be/JqxhUDGCBU8

Fallbeispiel 3: Hier geht es um Maya, professionelle Tänzerin und Tanzlehrerin aus England, die im Januar 2019 aufgrund einer, wie die Ärzte es nannten „funktionellen Nervenstörung“ plötzlich nicht mehr gehen konnte. Sie musste über Wochen wieder gehen lernen, nur um im März aufgrund eines Wiederauftretens des Symptoms erneut an den Rollstuhl gefesselt zu sein. Dann wiederholte sich das Spiel nochmals im Juli. Im August besuchte sie eine Veranstaltung von Lynne McTaggart, an deren Ende eine Kraft der 8 Sitzung durchgeführt wurde. Maya wurde als Empfängerin der Gruppenintention ausgewählt. Sie berichtet: „Ich war überwältigt vor Dankbarkeit dafür, dass so viele Menschen mich in ihrer Intention wieder tanzen sahen. Die Dankbarkeit war als intensiver Energiefluss spürbar und ich hatte den Impuls, diesen einerseits anzunehmen und andererseits an ein Familienmitglied weiterzuleiten, das an einer Krebserkrankung leidet. Nach der Session wurde ich von Lynne aufgefordert mitzuteilen, was ich empfand. Als ich das Mikrophon in die Hand bekam, fühlte ich, ich sollte aufstehen, was ich dann auch tat, und zwar ohne jegliche Hilfestellung. Dies wäre noch vor der Sitzung undenkbar gewesen. Maya hatte bis dato (Dez. 2019) keine Rückfälle mehr. In diesem Videobericht schildert sie die Geschehnisse: https://is.gd/zkrTnl

Wie sind solche wundersamen Effekte zu erklären?

- Die Teilnehmer berichten über einen veränderten Bewusstseinszustand, der sich während der Session ausbreitet. Hirnstrommessungen zeigen, dass dieser veränderte Bewusstseinszustand dem ähnelt, was Sufi- oder Buddhistische Meister während tiefer Versenkung erfahren, wenn sich die Grenze zwischen ihnen und dem Rest der Welt aufzulösen beginnt. Als Kraft der 8 Gruppenmitglied hat man auf diese Bewusstseinszustände jedoch sofort und ohne jahrelanges Training Zugriff. Sie scheinen sich durch die gemeinsame altruistische Ausrichtung zu ergeben.

- Der Aspekt des Altruismus ist von großer Bedeutung. Wieder und wieder erzählen Teilnehmer, die nur als Sender tätig waren, von plötzlichen Verbesserungen in ihrem Leben. Speziell Menschen mit langwierigen Leiden erfahren deutliche Heileffekte, die sich allein durch das Richten von Heilintention auf andere ergeben.
- Als einen möglichen zentralen Einflussfaktor bringt McTaggart den Vagus-Nerv ins Spiel. Dies ist der größte Nerv im Körper, er verbindet alle inneren Organe mit dem Gehirn und ist auch für das Herunterfahren des "Kampf- oder Fluchtreflexes" zuständig, also dafür, dass sich der Körper und seine inneren Organe umfassend entspannen, also Blutdruck und Herzfrequenz reduziert werden. Zusätzlich justiert der stimulierte Vagus Nerv den Hormoncocktail so ein, dass Zellregeneration, Sauerstofftransport und Gehirnaktivität optimiert werden.
- Das Werk Lynne McTaggarts dreht sich im Wesentlichen darum, zu zeigen, dass Gedanken Kräfte sind, wodurch wir uns dadurch permanent gegenseitig beeinflussen. Außerdem hat McTaggart über Jahre herausgearbeitet, dass das menschliche Gehirn in der Lage ist, Informationen aus einer Art Quantenfeld zu beziehen, durch das wir alle miteinander verbunden sind, wodurch Phänomene wie Intuition, Telepathie oder Geistheilung erklärbar werden.
- Eine gewagte These, die übrigens nicht nur von McTaggart und den von ihren zitierten Forschern vertreten wird, ist, dass unser Bewusstsein nicht im Gehirn, sondern in eben diesem Quantenfeld angesiedelt ist. Nach dieser These würde das Gehirn eine

Art Empfänger sein, der Informationen aus dem Nullpunktfeld "herunterlädt" und für unsere Sinne aufbereitet, aber gleichzeitig auch alle Gedanken und Gefühle dorthin zurücksendet.

- Die Kraft der 8 Prozedur, also das gemeinsame, gezielte Fokussieren auf ein erwünschtes Ergebnis, scheint eine Art Turbo Effekt zu generieren. Der Einfluss der Gruppe ist also wesentlich stärker als der aller Einzelmitglieder.
- Die Teilnahme an einer Kraft der 8 Sitzung bedeutet, dass man Teil einer Gemeinschaft wird. Gemeinschaftliche Aktivitäten haben grundsätzlich positive Auswirkungen auf das Immunsystem. Dass unter Umständen alle anderen Teilnehmer der Gruppe ebenfalls irgendeine Art Leiden mit sich herumschleppen, verstärkt den Gemeinschaftseffekt weiter. McTaggart hat herausgefunden - und dies deckt sich mit den Erkenntnissen anderer in diesem Bereich Forschender - dass ein Heilungseffekt besonders stark ausfällt, wenn alle Teilnehmer der Gruppe an der gleichen Krankheit leiden.
- Während des Sendens der Intention berichten die Teilnehmer von einem Phänomen, das man als Auflösen der Grenzen zwischen "Ich" und "Nicht-Ich" beschreiben könnte. Man nimmt sich in diesem Moment als eine verbundene Einheit wahr.
- Der als "Helper's High" bekannte Zustand, also die Freude und Ekstase darüber, jemandem profund helfen zu können, ist ein wichtiger Faktor für die eigene Genesung. Dies wird gezielt auch in Gruppen wie den Anonymen Alkoholikern eingesetzt, wo jeder Teilnehmer die Aufgabe bekommt, einem anderen Mitglied als Mentor beizustehen. Es gibt Grund zur Annahme, dass auch der Helper's High Effekt sich durch die "Gemeinschaft der Wohlmeinenden" noch

verstärkt.

- Positive Bilder bewirken die Ausbildung entsprechender neuronaler Bahnen. Gehirnforscher vermuten, dass, selbst wenn diese Bilder auf andere gerichtet werden, auch im Gehirn des Senders entsprechende Vernetzungen gebildet werden

Altruismus als Heilfaktor

"Ein großzügiger Mensch wird aufblühen; der, der andere aufrichtet, wird selbst aufgerichtet werden."

- Bibelzitat

Altruismus und verwandte Begriffe wie Kooperation oder wechselseitiges Geben und Nehmen werden im Allgemeinen als typisch menschliche Eigenschaften wahrgenommen. Doch auch höher entwickelte Säuger sind dazu in der Lage: Affen hören sofort auf zu fressen, wenn gleichzeitig ein Gruppenmitglied Schmerz erleidet. Elefanten kümmern sich aktiv um schwache oder gestresste Artgenossen, und Delfine helfen anderen, wenn diese sich in einem Netz verfangen haben.

Fest steht, auch der Mensch ist von Natur aus kooperativ: 14 bis 18 Monate alte Kinder helfen anderen, z.B. beim Erreichen entfernter Objekte, oder beim Öffnen eines Schranks, ohne dass sie dafür eine Belohnung erwarten. Diese Hilfsbereitschaft setzt sich grundsätzlich ein ganzes Leben lang fort, so sie nicht durch sozioökonomische Umstände eingeschränkt wird. Menschen sind also von Natur aus bereit, anderen zu helfen.

Im Mahayana Buddhismus ist Altruismus das höchste Ziel des Seins. Allerdings geht es hier nicht um eine schnelle Hilfestellung in irgendeiner Form, sondern darum, das Mitgefühl in einer solchen Weise zu kultivieren, dass wir in der Lage sind, andere von ihrem Leiden zu befreien. Als Analogie: Wenn dich jemand nach dem Weg zum Bahnhof fragt, kannst Du ihm den Weg dorthin erklären und somit eine kurzfristig wertvolle Information geben. Ein Buddha könnte aber auch den Weg zur Erleuchtung beschreiben, mit allen Details, die *dieser* Mensch in *seiner jetzigen* Situation braucht. Ein Buddha wird man aber nur durch langes Training des Geistes, welches zum Ziel hat, Altruismus von einem zwar zutiefst menschlichen, schlussendlich aber doch flüchtigen "Reflex" zu einem permanenten Seinszustand zu machen. Und weil es in diesem Buch um das Thema Heilung geht, sei auch noch erwähnt, dass ein durch den Buddhismus derart geschulter Geist jede Krankheit transformiert.

Als Selbstheilungsmethode, die schnell wirkt, taugt die Buddhistische Lehre aber leider nicht.

Altruismus wurde bereits im vorigen Jahrhundert ausführlich untersucht. Diverse Studien zeigen eindeutig, dass durch altruistische Handlungen nicht nur der Unterstützte, sondern auch der Helfer profitiert. Stephen G. Post verfasste 2005 einen Artikel im amerikanischen Magazin für Verhaltenspsychologie mit dem Titel "Altruismus, Wohlbefinden & Gesundheit", in dem er zu folgendem Schluss kommt:

> *"Es existiert eine starke Korrelation zwischen Wohlbefinden, Glück, Gesundheit und Langlebigkeit bei Menschen, die Anteil nehmend, mitfühlend und wohlmeinend sind - solange sie sich dadurch nicht verausgaben. Es kann gesagt werden, dass der emotional Großzügige ein gesünderes und glücklicheres Leben führt. Eine Ichbezogenheit loszulassen, in welcher man sich nur um Andere kümmert, solange sie einem selbst nützlich sind, bringt uns unserem wahren und gesünderen Seinszustand näher, genau wie es in allen religiösen und spirituellen Traditionen beschrieben steht."*

Der vollständige Artikel von Stephen G. Post ist hier zu finden: https://is.gd/zArWYu

Ein weiteres interessantes Thema ist der Altruismus, der aus eigenem Leiden heraus geboren ist. Es geht hier darum, dass jemand, der beispielsweise an einem Posttraumatischem Stresssyndrom leidet, schneller wieder gesund wird, wenn er einerseits emotionale Zuwendung erhält, andererseits aber auch anderen Zuwendung *gibt*. Dies würde bestätigen, was der dauer-depressive Kriegsveteran Wess oben beschreibt, nämlich dass sich bei ihm durch die Konzentration auf die Gesundheit anderer plötzlich sein eigener Zustand auf dramatische Weise besserte. Im Englischen gibt es sogar einen Begriff, der diesen Prozess beschreibt: PTG steht für "Post Traumatic Growth", was frei übersetzt bedeutet: 'Stärkung der Persönlichkeit nach einem Trauma'.

Dies ist insofern interessant, als ein vordergründig schlimmes Erlebnis immer auch als Anstoß für transformative Veränderung gesehen werden kann, genau wie dies von vielen spirituellen Lehrern proklamiert wird. Der Schlüssel dafür ist, dass wir uns nicht in eine Opferrolle hineinbegeben. Und Altruismus ist insofern hilfreich, als er hilft, den Fokus von mir auf andere zu richten, was zumindest kurzzeitig aus der Opferrolle befreit, denn jemand, der anderen zur Hand geht, kann sich nicht gleichzeitig als Opfer erfahren.

Details zum Thema „Altruismus geboren aus Leid" finden Sie in diesem Artikel des Magazins American Association of Orthopsychiatry (2008, Vol. 78, No. 3, 267–280) https://is.gd/B1Rdsk

Von der Methode abgeleitete **Techniken** zur Unterstützung von Heilung:

- Jeder Mensch ist gleichzeitig Sende- und Empfangsstation für mentale Energien. Das "Programm" sollte also mit Bedacht gewählt werden.
- Engagieren Sie sich für andere, gerade dann, wenn es Ihnen selbst nicht so gut geht, und nutzen Sie so die Heilwirkung des Altruismus.
- Nehmen Sie am besten regelmäßig an einer Kraft der 8 Sitzung teil. Sie tun damit gleichzeitig Gutes für andere und für sich selbst.

Buchempfehlung zu diesem Kapitel:
Intention: Mit Gedankenkraft die Welt verändern, Lynne McTaggart, VAK Verlag
Das Nullpunkt Feld, Lynne McTaggart, Goldmann
The Bond, die Wissenschaft von der Verbundenheit, Lynne McTaggart, Goldmann

Community:
Auf selfhealing.academy können Sie an Gruppenintentions-Sitzungen teilnehmen und auch lernen, wie Sie selbst eine solche organisieren.

Heilmethode Nr. 2

Bengston Healing – Energieheilung durch Hypercycling

Kurzbeschreibung: Durch eine bewusst induzierte Gehirnaktivität, die vordergründig nichts mit Heilung zu tun hat, wird ein Energiestrom aktiviert.
Wirkebene: feinstofflich
Schwierigkeitsgrad: mittel bis schwer
Voraussetzungen: gute Merkfähigkeit, auswendig lernen, regelmäßiges Gedanken-Training
Besonderheit: heilt bösartigen Krebs im Labor zu über 90% und andere Krankheiten, bei denen etwas aus dem Körper entfernt werden soll. Materialien wie Wasser oder Baumwolle können mit der Bengston-Methode aufgeladen und damit für die Selbstheilung verwendet werden.

Die zentralen **Ideen** aus diesem Kapitel:

- Cycling ist eine mentale Übung, die im extrem schnellen Durchlauf von mindestens 20 Bildern besteht.
- Der Cycler sollte zu diesen Bildern einen emotionalen Bezug haben - ideal sind Szenarien oder Dinge, die man sich wünscht.
- Während des Cyclings findet über die Hände eine Art Energieübertragung auf den Patienten bzw. ein Speichermedium statt.
- Das Cycling induziert einerseits im Heiler eine ungewöhnliche Hirnaktivität, andererseits sorgt es dafür, dass dieser sich nicht bewusst im Heilungsprozess involviert. Letzteres würde laut Bengston den Vorgang behindern.

- Die Cycling-Energie kann in bestimmten Materialien gespeichert werden, erforscht sind Wasser und Baumwollwatte. Über diese Materialien ist dann auch eine Eigenbehandlung möglich.
- Anders als bei den meisten anderen Methoden ist hier keine bestimmte Atmosphäre, Einstellung und noch nicht einmal der Glaube an die Wirksamkeit vonnöten.
- Die Bengston Methode ist die bislang einzige alternative Heilmethode, die erwiesenermaßen effektiv bei bösartigen Tumoren ist. Je schneller ein Tumor wächst, umso schneller kann er durch Cycling zum Verschwinden gebracht werden, wobei sich der Tumor oft zuerst vergrößert und dann in einen Auflösungsprozess übergeht.
- Außerdem gibt es zahlreiche Berichte, dass viele Entzündungsprozesse wie Alzheimer oder Rheuma gut auf die Methode ansprechen.
- Cycling fungiert dabei einerseits als Distanzhalter zwischen dem Wachbewusstsein von Behandler und Patienten, andererseits schließt es beide an eine bislang unbekannte Kraftquelle an.
- Cycling kann von jedermann erlernt werden; man sollte dies jedoch exakt nach der gegebenen Anleitung machen und sich mehrere Wochen Zeit geben, bis man es wirklich beherrscht.
- Während dutzender Laborversuche wurde festgestellt, dass in vielen Fällen auch die Mäuse der Kontrollgruppe, die keine Behandlung erhielten, geheilt wurden. Bengston, der diesen Effekt "Resonanz-verbindungen" genannt hat, forscht zurzeit an Resonanzverbindungen unter Menschen. Dazu werden mehrere Menschen mit ähnlichen Krankheitsbildern zeitgleich behandelt.

William Bengston (geb. 1950) ist ein amerikanischer Soziologe, der am New Yorker St. Joseph's College tätig ist. Er hat über einige Umwege eine Heilmethode miterfunden, die im Labor mit aggressivem Brustkrebs infizierte Mäuse zu über 94% heilt. In 18 streng wissenschaftlich durchgeführten Laborexperimenten (darunter 4 an medizinischen Universitäten) konnte der Effekt nicht nur mit Bengtson selbst als Heiler, sondern mit zahlreichen anderen Personen, die seine Methode gelernt hatten, repliziert werden.

Dies ist außergewöhnlich. So außergewöhnlich, dass man sich fragt, warum der Mann nicht schon längst eine hochdekorierte Berühmtheit und seine Methode in aller Munde ist.

Ein Freak & sein Assistent: Wie alles begann

In seinen 20er Jahren verbrachte Bengston viel Zeit mit einem Menschen, der behauptete, übersinnliche Fähigkeiten zu haben. Tatsächlich konnte Ben Mayrick nach Belieben Wolken auflösen oder die Hintergrundgeschichte zu einem ihm fremden Gegenstand erzählen. Darüber hinaus beherrschte er weitere außersinnliche „Kunststücke“. Was als Partyspaß begann, brachte die beiden eines Tages zum Thema Heilung. Mayrick berichtete Bengston, dass er durch die extrem schnelle Abfolge von Bildern, die er vor seinem geistigen Auge abspielte, einen Energiefluss über seine Hände in Gang setzen konnte. Die daraus resultierenden Heilungserfolge gaben ihm Recht und bald war Mayrick ein gefragter Energieheiler.

Bengston, regelmäßiger Assistent Mayricks, war mittlerweile fertig studierter Soziologe und sehr wissenschaftlich orientiert. Er wollte herausfinden, was hinter dem ganzen “Hokuspokus”, wie er es bis heute nennt, steckte. Also versuchte er, einen Heilungsvorgang unter streng geprüften Bedingungen in einem Universitätslabor durchzuführen.

Und tatsächlich gelang es ihm, 20 Labormäuse, die mit einer äußerst aggressiven, schnell wachsenden Krebsart infiziert waren, zur Verfügung gestellt zu bekommen. An diesen sollte Ben Mayrick nun unter Laborbedingungen seine Heilkünste demonstrieren.

Am Tag als das Experiment starten sollte, waren alle anwesend, nur nicht Mayrick. Als die Sache also kurz vor dem Abbruch stand, bevor sie richtig begonnen hatte, brachte der Universitäts-Versuchsleiter folgende Idee ins Spiel: Bengston, der immerhin seit einiger Zeit mit der Vorgangsweise des Heilers vertraut und bei zahlreichen Heilsessions anwesend gewesen war, solle den Heiler "spielen". Und obwohl dieser das für eine verrückte Idee hielt, machte er schließlich mit.

Während einer Woche legte er für eine Stunde pro Tag seine Hände an den Käfig und wandte dabei die Technik Mayricks an, also das extrem schnelle Durchlaufen von Bildern in seiner Vorstellung, genannt "Image Cycling". In einem anderen Raum befand sich eine Kontrollgruppe von gleichermaßen erkrankten Mäusen in einem Käfig, die nicht behandelt wurde. Mäuse mit dieser spezifischen Krebsart zu infizieren ist eine Standard Versuchsanordnung in der Krebsforschung, die bereits damals hundertfach zuvor angewendet worden war. Der Krebs tötet alle Mäuse zwischen 14 und 27 Tagen. Das bedeutet, dass selbst die stärkste, widerstandsfähigste Maus nach 27 Tagen gestorben ist. Welche Methode bzw. welcher Wirkstoff auch immer getestet wurde, immer ging es darum, das Leben der bemitleidenswerten Versuchstiere zu verlängern.

Zunächst schien Bengstons Energiebehandlung schlichtweg nicht zu funktionieren. Es bildeten sich bei allen Mäusen Wucherungen. Er wollte das Experiment bald abbrechen, doch der Versuchsleiter beharrte darauf, die Sache wie geplant zu Ende zu bringen. Nach drei Tagen begannen schwarze Punkte auf den Geschwüren zu erscheinen. Danach entwickelten sich diese zu offenen

Wunden, die jedoch abzuheilen schienen, begleitet vom Schrumpfen und schließlichen Verschwinden des Geschwürs.

William Bengston hatte - eingesprungen als unerfahrener "Ersatzheiler" - nach einer Woche alle Mäuse vollkommen vom Krebs geheilt. Nicht nur geheilt, sondern sogar immunisiert, was bedeutete: Injizierte man den geheilten Mäusen jetzt nochmals dieselbe Krebsart, so schienen diese nun immun zu sein und entwickelten keine weiteren Geschwüre mehr. Wenn man das Blut der geheilten Mäuse in andere unbehandelte Mäuse injizierte, so wurden auch diese immun gegen die "weggezauberte" Krebsart.

Das Versuchsergebnis löste bei allen Beteiligten eine Mischung aus Begeisterung, Skepsis und Verwunderung aus - am allermeisten bei Bengston selbst.

Er schlussfolgerte: Wenn *ich* als Ungeübter mit der Cycling Methode heilen kann, dann müssten dies auch andere zustande bringen. Er rekrutierte unter seinen Studenten - Bengston arbeitete als aktiver Professor der Soziologie am New Yorker St. Joseph's College - sechs Personen, die absolut keinen Bezug zum Thema Energieheilung hatten. Er wählte diejenigen Probanden mit der größtmöglichen Skepsis und Ablehnung gegenüber unkonventionellen Heilmethoden, gerade so, als ob er sich und der Welt beweisen wollte, dass das Ergebnis dieses ersten Versuches nur ein verrückter Zufall gewesen sei.

> *"Ich nahm nur Studenten in das Experiment auf, die mir laut ins Gesicht lachten, als sie hörten, worum es ging."*
> *- Prof. W. Bengston*

Bengston bat seine Studenten, ihre Gedanken und Gefühle während des Versuchszeitraumes in einer Art Tagebuch aufzuschreiben. Wie aus diesen Aufzeichnungen hervorgeht, waren mehrere der Teilnehmer überzeugt, dass der

Versuch, so wie er hier angekündigt war, lediglich ein Vorwand sei, und sie in Wahrheit Probanden in einer Studie über Leichtgläubigkeit seien.

Die Studenten bekamen vier Wochen Zeit, die Cycling-Technik zu erlernen. Danach wurde der Versuch mit den Krebs-Mäusen und der unbehandelten Kontrollgruppe wiederholt.

Bis zum heutigen Tag hat man das Experiment insgesamt achtzehn Mal durchgeführt.

Die Erfolgsquote über alle Versuche liegt nach Stand 2018 bei 94,7 %, was jede konventionelle Krebstherapie alt aussehen lässt. Wenn man auch die Versuche miteinbezieht, in denen Zellen bzw. Organismen im Reagenzglas behandelt wurden, reicht die Effektivität der Methode noch näher an 100 Prozent heran.

Die Bengston-Methode in der Praxis

Die Frage, die sich nun geradezu aufdrängt, ist: Funktioniert dies auch beim Menschen? Welche Krankheiten können durch Cycling behandelt und geheilt werden?

Die zusammenfassenden Erkenntnisse aus über 40 Jahren Forschung in der Bengston-Methode sind:

- Durch Cycling können Probleme im Körper behoben werden, die es nötig machen, etwas wegzunehmen. Also zum Beispiel bösartige Krebszellen, oder die Plaque im Gehirn eines Alzheimer Patienten sowie alle entzündungsbedingten Leiden.
- Bei gutartigen Geschwüren zeigt sich keine Wirkung. Dies lässt den Rückschluss zu, dass nur ein Organismus mit einem akuten Heilungsbedarf auf das Bengston Cycling anspricht.
- Bei bestimmten Krankheiten, wie zum Beispiel Parkinson oder Diabetes II, zeigt die Methode ebenfalls selten Erfolg. Bengston vermutet, dass dies der Fall

ist, weil es bei diesen Krankheiten nichts wegzunehmen gibt, sondern vielmehr ein Mangel an etwas besteht.

- Cycling ist von jedermann erlern- und anwendbar. Es ist unerheblich, ob der Heiler sensitiv, spirituell oder gläubig ist. Mancher spürt den Energiefluss aus seinen Händen, andere spüren nichts. Dasselbe ist beim Empfänger möglich. All dies hat keinen Einfluss auf die Effektivität der Methode. Es gibt aber, wie auch in jedem anderen Betätigungsfeld, in dem Training und Geschick eine Rolle spielen, Menschen, die besonders effektiv im Cyclen (= Behandeln) sind.
- Das Cycling scheint einen Prozess anzustoßen, der es dem kranken Organismus ermöglicht, eine Heilungsenergie anzuzapfen, die nicht direkt vom Heiler kommt. Die Idee, dass der Heiler selbst Energie sendet, wird von Bengston als nicht wahrscheinlich angesehen. Damit stellt die Cycling Methode die herkömmliche Vorstellung des Verhältnisses zwischen Heiler und Patienten auf den Kopf.
- Die Bengston Methode funktioniert auch als Fernanwendung. Hier hält der Behandler ein Foto des Kranken, eventuell auch eine Haarprobe in seinen Händen. Die Distanz zwischen Heiler und Krankem scheint keine Rolle zu spielen.
- Es ist auch möglich, mittels Cycling Materialien "aufzuladen". So gelingt beispielsweise auch dann vollständige Heilung, wenn man die krebsinfizierten Versuchstiere mit Wasser füttert, das zuvor mit der Bengston-Methode "aufgeladen" wurde. Ebenso verlässlich funktioniert das "Imprägnieren" von natürlicher Baumwolle. Die aufzuladenden Materialien werden vom Behandler etwa eine halbe Stunde lang gehalten, während dieser "cyclelt". Der große Vorteil

an der Speicherung der “Energie” (wir verwenden diesen Begriff mangels einer besseren Art der Beschreibung) ist zweierlei: Zum einen kann jetzt heilendes Material aufbewahrt und im Fall von Baumwolle einfach verschickt werden. Zum anderen ist es möglich, dass der Heiler sich mit diesen Materialien selbst behandelt, was durch Handauflegen nicht geht (zumindest nicht mit der Bengston-Methode). Die Erkenntnisse bezüglich des Aufladens von Materialien gehen auf Versuche zurück, die Bernhard Grad an der Mac Gill Universität in Kanada bereits in den 1960er und 70er Jahren durchgeführt hat.

- Das Heilen von Menschen wird deswegen als weniger verlässlich angesehen, weil unglaublich viele Einflussfaktoren eine Rolle spielen. Labormäuse essen weder Junk Food, noch rauchen sie, sie haben keine ungesunden Schlafrhythmen oder im Unterbewusstsein vergrabene, destruktive Glaubensmuster, Emotionen oder gar karmische Verstrickungen. Der wichtigste Faktor ist jedoch, dass bei Tieren das Phänomen der Spontanheilung ausgeschlossen werden kann, was von Ärzten immer wieder als Erklärung für erzielte Heilungserfolge ins Rennen gebracht wird.
- William Bengston empfiehlt jedem hilfesuchenden Patienten, seine Methode zu lernen und anzuwenden. In vielen Fällen bekam er darauf die Antwort: “Mach doch Du es für mich.” Dies beruhe einerseits auf Bequemlichkeit, andererseits habe aber eine nicht geringe Menge von Patienten gar keinen echten Willen zur Gesundung. Dies gehe soweit, dass dem Heiler sogar ablehnende Gefühle entgegengebracht würden, nachdem sich ein Heilungserfolg abzeichne.
- Dennoch wurden im Laufe der Jahrzehnte zahlreiche permanente Heilungserfolge an Menschen dokumentiert, von denen nicht wenige spektakulär waren. So

berichtete etwa eine Multiple Sklerose-Patientin in einem Seminar, das von Prof. Bengston geleitet wurde, und in dem der Autor persönlich anwesend war, seit 2012 frei von Schüben zu sein, seitdem sie die Methode praktiziere.

- Sowohl im Labor wie auch in der Praxis hat sich herausgestellt, dass die Heilung mit der Bengston Methode in Schüben erfolgt. Das heißt, dass es ist nicht ungewöhnlich ist, dass eine Woche lang keinerlei Verbesserung des Krankheitszustandes erfolgt, bzw. sogar eine Verschlechterung eintritt. Gerade bei Krebsleiden wurde - anstatt einer schnellen Reduktion - eine Art Reifung des Tumors beobachtet. Am Ende der Reifephase verschwindet der Tumor, und zwar auch hier wieder in Schüben. Aus diesem Grund ist ein Behandlungszeitraum von mindestens 2-3 Wochen empfehlenswert. Wie viele Sitzungen in dieser Zeit erfolgen sollten, hängt von der Art der Erkrankung und vom Zustand des Patienten ab. Da die Behandlung keinerlei Nebenwirkungen hat, ist eine Überdosierung nicht möglich.

Entscheidende Faktoren für den Behandlungserfolg

- Die Cycling-Geschwindigkeit des Heilers: Je schneller, umso besser, deshalb auch der Begriff Hypercycling
- Gruppengröße der Patienten: Es hat sich herausgestellt, dass Mäuse umso schneller heilen, je größer die Gruppe der kranken Tiere ist. Prof. Bengston nimmt an, dass sich dies auch auf Menschen übertragen lässt, dass es also ideal wäre, mehrere Patienten mit ähnlichen Leiden an einem Ort zu behandeln. Besonders günstig wäre es, wenn die Patienten untereinander Freundschaft schließen würden, da dann der Effekt eintrete, den er als "Resonanzverbindung" bezeichnet, worauf in der Folge näher eingegangen wird.
- Die Dosierung ist ebenfalls von Bedeutung. Ein Schwerkranker wird mehrere und längere Behandlungen brauchen als jemand mit einer Sportverletzung. Es ist wichtig, dass die entsprechende Menge an Energie gegeben wird, um maximalen Erfolg zu erzielen.
- Cycling seitens des Kranken: Übt der Kranke ebenfalls die Cycling-Technik aus, so gibt es einen Multiplikator-Effekt
- Je kleiner und jünger ein Organismus ist, umso schneller heilt er. Also eine Maus heilt schneller als ein Hund, der wiederum einfacher zu behandeln ist als ein Mensch.
- Je kurzfristiger eine Verletzung oder Erkrankung nach deren Auftreten behandelt wird, umso schneller heilt sie. Ein jahrelang bestehender Krebs wird langsamer heilen als ein erst seit kurzem wuchernder.

Ein akut eingerissener Meniskus, der sofort behandelt wird, heilt wesentlich schneller als einer, der erst nach Tagen behandelt wird.

- Ein aggressives Geschwür heilt schneller als ein langsam wachsendes. Prof. Bengston sagt, dass die Heilungsgeschwindigkeit der Geschwindigkeit des Tumorwachstums entspricht. Originalzitat Bengston: "Je schneller etwas bei der Türe hereinstürmt, umso schneller ändert es durch die Behandlung die Richtung und verlässt den Raum wieder."
- Ebenfalls bemerkenswert ist der Umstand, dass gutartige Tumore keine Reaktion auf eine Behandlung zeigen.
- Bengston betont immer wieder einen entscheidenden Faktor für seine Methode, speziell, wenn er andere Menschen darin unterrichtet: Der Behandler muss sich soweit wie möglich zurücknehmen und sich *nicht* auf aktives Heilen konzentrieren, sondern ausschließlich auf das Cyclen. Es ist in Ordnung, ein Bild des Patienten in die Cycling-Liste aufzunehmen, aber ein aktives und bewusstes Senden von Energie ist laut Bengston kontraproduktiv.

> *"Mit ihrem Erbsenhirn bringen Sie eine solche Leistung nicht zustande. Es ist eine andere Kraft, die hier wirkt, und je mehr Sie sich selbst als aktiven Teil sehen, umso mehr behindern Sie den Prozess. Vermeiden Sie unter allen Umständen Rituale und gehen Sie immer spielerisch vor."*
>
> *- Prof. W. Bengston*

- Eine Grundvoraussetzung ist, dass der Patient sein ausdrückliches Einverständnis dazu gibt, eine Behandlung zu erhalten. Dies gilt auch, wenn Sie Personen in Ihre Cycling-Liste aufnehmen wollen. Im Falle von Kindern oder Tieren ist das Einverständnis von den Eltern bzw. Tierbesitzern einzuholen. Es ist nicht gestattet, ein Lebewesen ohne diese ausdrückliche Vereinbarung zu behandeln.

Resonanzverbindungen & Placebos

In der Folge betrachten wir die wissenschaftliche Methodik, den einen oder anderen erstaunlichen Effekt und die daraus resultierenden Theorien. Sollten Sie der wissenschaftlichen Betrachtung der Thematik wenig Bedeutung beimessen, so können Sie dieses Kapitel überspringen.

Um die Arbeit von William Bengston und die mit seiner Methode erzielten außergewöhnlichen Erfolge zu verstehen, verdient ein Faktor besondere Betrachtung: „Resonant Bonding“ - zu Deutsch: Resonanzverbindung.

Das ist ein Begriff, der von Bengston selbst geprägt wurde, um ein Phänomen zu beschreiben, das es nach der konventionellen Logik eigentlich nicht geben sollte. Wurde ein Mäuse-Experiment durchgeführt, so hat man eine Anzahl Labormäuse behandelt und eine zweite Charge an Mäusen in einem anderen Raum aufbewahrt und nicht behandelt. Diese unbehandelten Mäuse stellten die Kontrollgruppe dar, sollten also als Vergleich dienen, um zu evaluieren, wie erfolgreich die Behandlung war. Nun stellte sich aber regelmäßig der Effekt ein, dass die unbehandelten Kontrollmäuse ebenfalls geheilt wurden! Sie erinnern sich, wir sprechen von einem tausendfach durchgeführten Standardmodell in der Krebsforschung, nach dem es noch niemandem vor Bengston gelang, eine derart infizierte Maus länger als 27 Tage am Leben zu halten. Hier haben wir plötzlich eine Situation, in der nicht nur sehr verlässlich Krebsheilung durch Handauflegen erfolgt, sondern darüber hinaus die Kontrollmäuse in hoher Zahl remittieren und daraufhin nicht mehr infiziert werden können, sondern vielmehr die normale Lebensspanne von 2 Jahren erreichen.

Spätestens jetzt beginnen selbst bei Menschen, die aufgeschlossen für Ungewöhnliches sind, die Alarmglocken schrill zu läuten.

Und William Bengston selbst wusste am allerwenigsten, was mit all dem anzufangen sei. Nachdem er jedoch unter Einhaltung der wissenschaftlichen Protokolle Experiment nach Experiment durchgeführt hatte, konnte er diese unvorhergesehenen Ergebnisse nicht nur replizieren, sondern fand auch mögliche Erklärungsmodelle für sie. Diese haben zwar zunächst nur spekulativen Charakter, aber Sie dürfen nicht vergessen, dass Prof. Bengston selbst Wissenschaftler und kein esoterischer Spinner ist.

Sehen wir uns nochmal die Versuchsanordnung an:

In einem Laborraum befanden sich die Mäuse, die eine Behandlung durch Handauflegen erhielten, in einem anderen Raum desselben Gebäudes waren die Kontrollmäuse untergebracht. Nach etwa 2 Wochen traten bei allen bemitleidenswerten Versuchstieren deutlich sichtbare Tumore auf, die trotz Behandlung auch noch über die nächsten Tage weiterwuchsen.

Dann kam plötzlich die Nachricht vom Laborpersonal, dass die erste Maus der Kontrollgruppe gestorben war. Kurze Zeit später starb die zweite. Jetzt war es ein verstehbares Bedürfnis der Experimentierenden, die Kontrollmäuse zu sehen. Sie fanden auf einen Haufen zusammengekauerte Tiere vor, denen es offenbar nicht gut ging. Die behandelten Mäuse waren zwar auch sichtbar krank, verhielten sich aber lebendig und rannten, spielten und fraßen normal. Das Fell sah immer noch gut aus, die Augen waren klar. Wie war in der Folge die natürliche menschliche Reaktion beim Anblick der Kontrollgruppe? Mitleid, verbunden mit dem Wunsch, sie mögen ebenso Heilung erfahren. Keine von ihnen sollte mehr sterben müssen. Durch diese Intentionen des Heilers wurde eine Resonanzverbindung geschaffen, die es möglich machte, dass die Kontrollmäuse nun “mitbehandelt” wurden, obwohl sie räumlich getrennt waren.

Um die Unterschiede beziehungsweise Parallelen in den biologischen Prozessen beider Mäuse Gruppen zu verstehen, opferte man während einiger Experimente Tiere in regelmäßigen Abständen aus beiden Gruppen, also sowohl der behandelten als auch der Kontrollgruppe, um die Antikörperbildung zu vergleichen. Dies ist ein normaler Weg, um eine Immunreaktion zu untersuchen. Es stellte sich heraus, dass alle untersuchten Mäuse praktisch idente Mengen an Antikörpern produziert hatten, was normalerweise den Rückschluss zulässt, dass gar nichts passiert, die Behandlung also ohne Effekt ist. Tatsächlich handelt es sich dabei jedoch um einen sogenannten Typ 2-Fehler, der nichts anderes besagt, als dass ungewöhnliche Phänomene die Vergleichbarkeit der beiden Gruppen zunichtemachen. Die Placebo- Forschung widmet sich übrigens seit Jahrzehnten genau solchen Phänomenen. Wir gehen gleich noch im Detail darauf ein.

Das regelmäßige Auftreten dieses Typ 2-Fehlers brachte Prof. Bengston zur Theorie der "Resonanzverbindung". In einem Artikel, der im THE JOURNAL OF ALTERNATIVE AND COMPLEMENTARY MEDICINE Volume 13, Number 3, 2007 veröffentlicht wurde, berichtet Bengston mit Co-Autor Margret Moga ausführlich über dieses Phänomen:

Er geht davon aus, dass der aus der Quantenphysik bekannte Effekt der Quantenverschränkung auch zwischen Lebewesen und sogar zwischen Lebewesen und Maschinen auftreten kann (siehe diesbezüglich auch Experiment 1 im Kapitel "Was ist Intention?").

Quantenverschränkung bedeutet, dass Teilchen miteinander in Kontakt stehen und sogar kommunizieren, obwohl sie räumlich getrennt sind. Wenn Lebewesen eine Resonanzverbindung bilden, verschwimmt die Unterscheidbarkeit, welches Individuum einer Gruppe zugehörig ist und welches nicht. Denken Sie an das Bild eines Vogel- oder Fischschwarms.

Wodurch könnte eine Resonanzverbindung zustande kommen? Bengston geht davon aus, dass Bewusstsein hier die entscheidende Rolle spielt.

Er stellt diesbezüglich folgende Hypothesen auf:

1. Gemeinsam gemachte Erfahrungen könnten die Verbindung bewirken. Also im Falle der Mäuse zum Beispiel gemeinsame Geburt und Aufzucht.
2. Es könnte aber auch das Bewusstsein des Experimentierenden bewirken, dass eine Resonanzverbindung zustande kommt.

Der vorhin beschriebene Mitleidseffekt und der damit verbundene subtile Wunsch, dass diese armen Tiere ebenso geheilt werden mögen, ist ein perfektes Beispiel für das bewusste Erzeugen einer Resonanzverbindung. Und diese bewirkt, - so spekuliert Bengston - dass die Kontrollmäuse von nun an unbewusst "mitbehandelt" werden.

Man hat übrigens in diesem Wissen in manchen Experimenten dann eine zweite Kontrollgruppe an einen anderen Ort gebracht, welche immer starben.

Die Entfernung ist hier aber nicht der entscheidende Faktor, sondern das Bewusstsein der Experimentierenden, das eine Resonanzverbindung zustande kommen lässt oder eben nicht.

Gerade in der unkonventionellen Heilung werden Erfolge oft dem Placeboeffekt zugeschrieben und damit abgewertet. Aber auch in der konventionellen Forschung ist der Placeboeffekt präsent und damit ein lästiges Problem.

Eine Zuckerpille kann bis zu 80% der Wirksamkeit eines "echten" Wirkstoffs erreichen, was in der Forschung nicht gerade hilfreich ist, wenn man Wirksamkeit gegen etwas testen will, das im Grunde nichts bewirken sollte. Selbst in einer Doppelblind-Studie, bei der weder Patient noch Behandler wissen, welche Pillen den Wirkstoff enthalten und welche Placebos sind, kann alleine das Wissen des Behandlers darüber, was in dem Versuch getestet wird, die Wirksamkeit des Placebos beeinflussen.

Das ist ein weiterer Hinweis darauf, dass hier Bewusstsein eine Rolle spielen könnte. Es gibt aber auch Vermutungen, dass der Placeboeffekt nicht nur ein psychologischer ist. William Bengston erzählte mir dazu die folgende Geschichte: "Irgendwann bekam ich Placebo-Pillen von einem längst abgeschlossenen Versuch in meine Hände. Ich ließ sie von zwei unabhängigen Biologen testen, und zwar in vitro (also an Zellkulturen und nicht an einem lebenden Organismus, Anmerkung des Autors). Beide fanden heraus, dass die Pillen, die ursprünglich nur als Placebos dienten, tatsächlich einen biologischen Wirkeffekt hatten, und zwar von dem Medikament, gegen das sie vor einiger Zeit getestet wurden."

Dieser Wirkeffekt war zwar wesentlich geringer als der des "Originals", aber per Definition sollten Placebos grundsätzlich überhaupt nichts bewirken.

Rund um die erstaunlichen Beobachtungen und Forschungen zum Thema Placeboeffekt wurden ganze Bücher geschrieben, von denen "The Science of the Placebo" vom Autorenteam Kleinmann/Kusek/Engel, erschienen in BMJ Books 2002 hervorzuheben ist.

Um den Implikationen aus dem Placeboeffekt aus dem Weg zu gehen, verfährt man heute übrigens häufig nach einem anderen Versuchsprotokoll: Man versucht zu zeigen, dass ein neues Medikament nicht schlechter ist als ein bereits am Markt vorhandenes, anstatt es gegen ein Placebo zu testen.

Bengstons Theorie der Resonanzverbindung könnte also auch als Erklärung für die Wirksamkeit von Placebos dienen.

Die EEG- und MRI- Experimente

Wann immer William Bengston gefragt wird, wie nun genau der Heilungseffekt seiner Methode zu erklären sei, ist seine Antwort immer dieselbe: "*Keine Ahnung*".

Um etwas Licht in die Sache zu bringen, untersuchte er über Messungen von Hirnaktivität bzw. -frequenzen, ob in den Gehirnen von Patienten und Heiler Auffälligkeiten während einer Cycling-Sitzung festgestellt werden konnten. Dazu wurde zunächst die Gehirnwellen-Aktivität von Heiler und Behandeltem mittels EEG gemessen. Man stellte fest, dass sich die Wellen des Behandelten denen des Heilers annäherten, beziehungsweise regelmäßige Phasenkopplungen stattfanden. In einfachen Worten: Etwas bewirkt, dass sich die Gehirnwellen der beiden Personen synchronisieren.

Sie erinnern sich: Alles, was der Heiler macht, ist das Praktizieren der Cycling-Technik, verbunden mit dem flüchtigen Wunsch, dem zu Behandelten zu helfen. Es ist keinerlei Konzentration, "spirituelle" Stimmung, Öffnung der Herzenergie (wie bei der Dispenza-Methode) oder Anrufung außersinnlicher Helfer erforderlich.

Als Nächstes wollte Bengston herausfinden, ob man den Heileffekt einem gewissen Hirnareal zuordnen könne. An der University of Connecticut & der Thomas Jefferson Medical School wurden deshalb folgende Versuche durchgeführt, die von Bengston als die „MRI-Experimente" bezeichnet werden:

Die Gehirnaktivität des Heilers:

Der 'Heiler" wurde aufgefordert, in einem MRI Hirnscanner liegend Cycling-Aktivität im 45-Sekunden Takt "ein- und auszuschalten". Zur Überraschung aller Beteiligten war wiederum ein Unterschied in Form von veränderter Aktivität deutlich messbar! Die Ergebnisse konnten auch mit wechselnden Heilern repliziert werden.

Das Hirnareal mit der höchsten Aktivität während des

Cycling war der hintere Bereich des Stirnlappens sowie der Bereich hinter den Augen.

Die Gehirnaktivität des Behandelten:
Nun kommt der noch interessantere Teil: In der nächsten Versuchsanordnung wurde die Hirnaktivität des Behandelten im MRI Scanner gemessen: Der Heiler, etwa 7 Meter vom Behandelten entfernt sitzend, wechselt wieder im 45-Sekunden Takt zwischen Cycling "Ein"' und "Aus". Der Behandelte im Scanner wusste nichts von der Aktivität des Heilers. Sein Job war es, lediglich ruhig im MRI Scanner zu liegen. Und wieder wurde das schwer Vorstellbare gemessen: Das Gehirn des Empfängers reagiert deutlich messbar auf die Intention des Senders. Feststellbar wird dies über die Synchronisierung von Gehirnwellen in einem spezifischen Spektrum, beziehungsweise einsetzender Aktivität von bestimmten Gehirnarealen, sobald der Heiler "behandelt".

Automatische Reaktion auf ein Bedürfnis:
Die dritte Versuchsanordnung sah folgendermaßen aus: In 10 konventionelle Briefumschläge wurden ein Bild und eine Haarprobe von einem Tier mit einem Krebsleiden gelegt. Vertreten waren Hunde, Katzen, Schafe und Pferde.

In weitere 10 Umschläge wurde lediglich unbeschriebenes Papier gelegt, sodass diese in Umfang und Gewicht nicht von der ersten Umschlagsgruppe unterschieden werden konnten. Alle Umschläge wurden randomisiert (zufällig vermischt), sodass, wie in Doppel-Blind-Studien üblich, keine der am Experiment beteiligten Personen eine Ahnung von den Inhalten hatte. Jetzt wurde dem Heiler, der sich in einem MRI Hirnscanner befand, ein Umschlag nach dem anderen in die Hand gelegt und er wurde aufgefordert, die Bengston Cycling-Methode zu praktizieren.

Das Ergebnis: Die für Heilung als aktiv bekannten Areale

zeigten nur dann erhöhte Aktivität, wenn in einem Umschlag eine Haarprobe und ein Bild eines Tieres war. Das Gehirn des Heilers "wusste" also, wenn es auf ein Bedürfnis - nämlich das des kranken Tieres - stieß. Dieses Ergebnis lässt den Schluss zu, dass in dem Heilprozess (auch) eine Form von Information eine entscheidende Rolle spielt, nämlich die, ob ein Heilungsbedarf besteht oder nicht.

Als Folge dieses Versuches wurden übrigens alle Tiere, deren Fotos und Haarproben beim Versuch verwendet wurden, geheilt!

Energieheilung ohne Heiler

William Bengston muss tatsächlich als einer der ganz großen Pioniere auf dem Gebiet des Energetischen Heilens verstanden werden. Er hat bewiesen, dass Krebs durch Cycling, einer von jedermann erlernbaren Technik, geheilt werden kann. Er hat darüber hinaus gezeigt, dass dies auch über eine beliebige Distanz funktioniert und dass dazu auch Materialien wie Wasser oder Baumwolle eingesetzt werden können, die vorher mittels Cycling aufgeladen wurden. Für ihn selbst ist das aber immer noch nicht ausreichend, denn er sagt:

> *"Wenn es feststeht, dass Materialien Heilenergie speichern können, warum sollte man sie nicht in Flaschen füllen, oder noch besser: als App downloadbar machen können, also Energie Heilung ohne Heiler zu ermöglichen und damit im großen Stil zu skalieren?"*
>
> *- W. Bengston*

Was wie ein Witz klingt, ist tatsächlich Bengstons heutiger Forschungsgegenstand. Die in den letzten Jahren durchgeführten Experimente sind um nichts weniger spektakulär als seine ersten Laborversuche an Mäusen.

Um Heilenergie zunächst in Form von Klangwellen speichern zu können, wurde folgende Versuchsanordnung eingerichtet: Drei Heiler, die sich in einem Faraday'schen Käfig befinden, also von allen bekannten Umweltstrahlungen abgeschirmt sind, laden Watte durch die Bengston Cycling Methode auf. Diese Aktivität wird von mit dreißig hochsensiblen Messgeräten aufgezeichnet, die unter anderem das Magnetfeld im Raum, Elektromagnetische Frequenzen sowie geomagnetische Felder messen. Diese Messdaten werden digitalisiert und als Klang an Krebszellen in einem Inkubator in unterschiedlichen Zeiträumen abgespielt. Als Kontrollgruppe dient eine Charge gleicher Zellen in einem Inkubator, die keinerlei Klängen ausgesetzt werden.

Das Ergebnis war auch hier eindeutig: Obwohl kein ganz großer Effekt wie beim direkten Handauflagen erzielt wurde, so konnte doch eine statistisch relevante Veränderung in Gen-Expressionen gemessen werden. Es wurden auch 2 Gene isoliert, die besonders signifikant für die Heilung sein dürften. Das mehrere 100.000 Dollar teure Experiment war das erste seiner Art und William Bengston meint, dass man auf diesem Gebiet noch große Fortschritte machen könne. Die detaillierte Versuchsanordnung und -ergebnisse können Sie in englischer Sprache hier nachlesen:
https://is.gd/ahjvSK

Obwohl die Arbeit von W. Bengston im Allgemeinen noch belächelt wird, so soll dies nicht über den Umstand hinwegtäuschen, dass er sowohl über private Sponsoren wie auch hochkarätige Kollegen in seinem Forschungsteam verfügt, wie z.B. Rupert Sheldrake oder Dean Radin.

Nachdem ich die Bengston Methode erlernt, erfolgreich angewendet und bis ins kleinste Detail - teilweise auch in persönlichem Kontakt - recherchiert habe, bin ich überzeugt: Der Name Bengston wird in Sachen Energieheilung eines Tages einen ähnlichen Stellenwert haben wie der Name Wright in Sachen Luftfahrt.

Die Cycling-Technik erlernen

Die der Bengston-Methode zugrunde liegende Technik ist das bereits mehrfach erwähnte “Cycling”. Wie diese funktioniert, ist in einem kurzen Satz beschrieben: Sie rotieren mental etwa 20 Bilder in für Ihren Verstand nicht mehr fassbarer Geschwindigkeit. Die korrekte Anwendung ist allerdings etwas komplizierter. Im Folgenden finden Sie eine Kurzanleitung, einen ausführlichen Selbstlernkurs für Einsteiger hat der Autor auf seiner Webseite verfügbar:
https://selfhealing.academy/bengston-kurs

Die Bilder

Wir sprechen nicht von irgendwelchen beliebigen Bildern, sondern von ganz spezifischen. Jedes Bild repräsentiert einen persönlichen Wunsch von Ihnen, übersetzt in eine Vorstellung, in der Sie sich in einem Szenario sehen, in dem der Wunsch bereits verwirklicht ist. Beispiel: Sie träumen vom neuesten E-Bike-Modell der Marke KTM. Der Preis liegt etwas außerhalb der Vernunftzone, aber dies ist etwas, das Sie wirklich gerne hätten. Auf Ihre Liste setzen Sie nun ein Bild, in dem Sie mit genau diesem Bike in voller Montur über die Berge flitzen. Genauso verfahren Sie mit anderen Wünschen in Sachen Partnerschaft, Beruf, Gesundheit, Finanzen etc.

Ein essentieller Grundsatz des Cyclings ist, dass das Bild ein persönliches Bedürfnis repräsentiert. Ein zweiter ist, dass das Erreichen dieses Wunschbildes klassifizierbar sein muss. Vage Wünsche wie “Frieden für die Welt”, “Gesundheit” oder “Mehr Geld” haben auf Ihrer Liste nichts zu suchen.

Bengston betont immer wieder, dass es wichtig ist, die Wünsche egozentriert auszurichten. Ein Ziel des Cyclings ist es, eine starke emotionale Ladung aufzubauen, und das funktioniert nun mal am besten mit egoistischen Bedürfnissen.

Ein weiterer Grundsatz ist, andere Menschen sollten - zumindest vorerst - nicht in der Liste aufscheinen. Denn dafür brauchen Sie die explizite Erlaubnis dieser Personen. Die Ernsthaftigkeit, mit der Bengston diese Forderung unterstreicht, ist spürbar. Man merkt, Cycling ist ein machtvolles Werkzeug. Hier wird etwas bewirkt. Wir sprechen nicht von einer Variation von positivem Denken, Tagträumerei oder meditativer Versenkung.

Sie brauchen also mindestens 20 Bilder für Ihre Cycling-Liste. Durch diese relativ hohe Anzahl wird verhindert, dass Sie sich auf *einen* der Wünsche fokussieren. Ein Limit nach oben gibt übrigens es nicht. Alle Wünsche haben die gleiche Gewichtung, egal ob es sich um ein neues Handy oder die Heilung Ihrer langjährigen Rückenschmerzen handelt. Letztere würden Sie beispielsweise in ein Bild verpacken, in dem Sie schwere Wasserflaschen ins Auto heben, oder Ihren Partner huckepack über den Strand tragen. Sie verpacken den Wunsch also in eine Vorstellung, die nur möglich werden kann, wenn sich das Gewünschte bereits manifestiert hat.

Die erste Version Ihrer Liste könnte also so aussehen:

- Ich fahre in dem neuen Tesla Cabrio durch die Toskana
- Ich sitze in dem neuen Wintergarten und genieße das Licht
- Ich surfe mit meinem neuen Tablet Computer im Netz
- Ich schwimme im kristallklaren Wasser der Seychellen
- Ich flitze auf Skiern über eine Buckelpiste (derzeit habe ich Knieprobleme)
- etc.

Sie werden vermutlich einige Mühe haben, auf Anhieb 20 Dinge beziehungsweise Szenarien zu finden. Aber das ist normal, und Sie können den Prozess der Listengestaltung ja auf ein paar Sessions verteilen. Je länger Sie die Methode praktizieren, umso leichter wird Ihnen auch das Finden von neuen Wunschbildern fallen. Denn jetzt gehen Sie durchs Leben, nehmen eine angenehme Situation oder einen nützlichen Gegenstand wahr und setzen diesen sogleich auf Ihre Liste.

Anfänger machen oft den Fehler, dass sie Dinge auflisten, zu denen sie keinen echten emotionalen Bezug haben. Mein Tipp: Wenn Sie ein Bild Ihrer Liste vor Augen haben und dazu innerlich *nicht* wild jubeln können wie ein Fußballer, der in der letzten Spielminute das entscheidende Tor für den Champions League-Titel geschossen hat, dann entfernen Sie dieses Bild.

Jetzt kommt der zweite Schritt: jeder Wunsch der Liste wird in einen einzigen Begriff komprimiert. Obige Beispielliste würde jetzt also so aussehen:

- Tesla
- Wintergarten
- Tablet
- Seychellen
- Buckelpiste
- ...

Wenn Sie die Liste durchgehen, dann sehen Sie immer noch das komplette Szenario wie oben beschrieben. Es wird nun aber nur noch über einen einzigen Begriff getriggert.

Diese Begriffe lernen Sie nun auswendig.

Mein persönlicher Tipp dazu: Gehen Sie das Projekt in Fünferschritten an. Lernen Sie also erst einmal fünf Begriffe derart auswendig, dass Sie in der Lage wären, diese auch dann wie aus der Pistole geschossen aufsagen zu können, wenn man Sie nachts aus dem Tiefschlaf wecken würde.

Haben Sie die ersten fünf Listenpunkte verinnerlicht, gehen Sie die nächste Fünfergruppe an.

Viele Menschen haben heutzutage ein Problem mit dem Auswendiglernen. Sollte es Ihnen auch so gehen, dann erinnern Sie sich an die Zeit, als Sie Autofahren gelernt haben. Auch da schien die Vielfalt an gleichzeitig zu beachtenden Faktoren überwältigend. Wie viele Straßenschilder mussten Sie für die Prüfung richtig deuten können? Heute jedoch bewegen Sie Ihr Auto ohne jeden bewussten Input. Sie haben es automatisiert. Genauso wird es Ihnen mit der Cycling-Technik ergehen.

Und noch eine kleine Ermutigung: Der Aufwand lohnt sich! Selbst dann, wenn Sie mit Heilen nichts am Hut haben, werden Sie feststellen, dass einige Szenarien von Ihrer Liste tatsächlich Wirklichkeit werden. Wir haben es hier also in Wahrheit mit einer sehr machtvollen Manifestationsmethode zu tun, die - ganz nebenbei - unerklärliche Heileffekte produziert.

Die Rotation

Sobald Sie eine Fünfergruppe auswendig aufsagen können, kommt zum Lernen weiterer Wunschbilder folgende Aufgabe hinzu: Sagen Sie sich die Bilder mental in immer schnellerer Abfolge vor. Ein Bild darf höchstens eine Sekunde benötigen. Jetzt kommt der nächste Schritt. Sie müssen schneller werden. Viel schneller. Um das möglich zu machen, verabschieden Sie sich von dem Wort auf der Liste und halten nun nur noch das entsprechende mentale Bild. Stellen Sie sich beispielsweise vor, Ihre Bilder wären jeweils auf den Flügelblättern eines Windrades sichtbar. Das Windrad dreht sich, Bild für Bild passiert vor Ihrem geistigen Auge. Die Drehgeschwindigkeit nimmt ständig zu, und ab einer gewissen Geschwindigkeit verschwimmen die Einzelbilder in ein undefinierbares Etwas.

Alternativ dazu können Sie sich 20 nicht zusammenhängende Bilder auf einem altmodischen Filmstreifen vorstellen, welche nun in einer Frequenz von 16 Bildern pro Sekunde auf die Leinwand projiziert werden. Sie würden nicht in der Lage sein, ein einzelnes Bild klar zu beschreiben, und doch sehen Sie den ganzen Film.

Ich habe für mich folgende Methode gefunden, die Prof. Bengston für ebenfalls effizient hält:

Stellen Sie sich vor, Sie sitzen in einem Hochgeschwindigkeitszug. Der Wagon, in dem Sie sitzen, ist nach allen Seiten hin offen. Der Zug verlässt die Station, und während er sich in Bewegung setzt, rollen Sie durch Ihr erstes Szenario, wobei der erste Strommast, an dem Sie vorbeirollen, ein Hologramm Ihres ersten Wunschbildes in den Wagon projiziert. Am nächsten Pfeiler wird das zweite Szenario eingespielt und so weiter. Während der Zug immer schneller wird, rasen Sie durch Ihre Liste. Anfangs können Sie die einzelnen Wunsch-Situationen noch voneinander unterscheiden wie Räume, durch die sich schnell hindurchbewegen. Aber irgendwann wird der Zug so schnell, dass alle Szenarien gleichzeitig rund um Sie stattfinden. In anderen Worten: Sie sehen sich in einer Zukunft, in der alle Wünsche von Ihrer Liste rund um Sie Realität sind, holografisch überlagert in Ihren Wagon projiziert.

Die Vorstellung mit dem Hochgeschwindigkeitszug hat für mich sehr gut funktioniert. Man kann diese Idee auch noch in viele Richtungen weiterentwickeln. Beispielsweise könnte der Zug auf Hindernisse (des Lebens) stoßen und diese mit einem lauten Krach aus dem Weg fegen.

Ihr Zug kann anfangs langsam rollen und zunächst von einer gemütlichen Dampflok angetrieben sein. Später tauschen Sie die Dampflok gegen einen Magnetzug, der mit 600 km/h durch die Gegend rast.

Vielleicht finden Sie aber auch ganz andere Hilfsmittel, um Ihre Cycling-Liste gegen Lichtgeschwindigkeit zu beschleunigen. William Bengston betont diesbezüglich in jedem dritten Satz: "Seien Sie spielerisch!"

Verwirklicht sich eines der Wunschbilder, muss es von der Liste entfernt werden.

Eine große Herausforderung ist es, eine gut gelernte Liste

abzuändern, da sich die alten, jetzt zu entfernenden Bilder tief in Ihrem Gedächtnis eingraviert haben. Deshalb ist es eventuell hilfreich, eine völlig neue Liste zu lernen.

Cycling mit bzw. ohne Heilen

> *"Cycling ist wie das Auswerfen einer Angelleine in eine Zukunft, in der sich ein bestimmtes 'Etwas' befindet. Dann gehen Sie aus dem Weg und lassen den Köder von der Strömung an die exakt richtige Stelle treiben. Wenn Sie cyclen, werden Sie von einer wundersamen, unbekannten Kraft in eine Zukunft gezogen, die Sie für erstrebenswert halten."*
>
> *- Prof. W. Bengston*

Wie vorher schon angedeutet, haben Sie mit dieser Methode ein unglaublich effektives Manifestationswerkzeug an der Hand, das Sie sich - einmal implementiert - aus Ihrem Leben nicht mehr "wegdenken" wollen. Wie Aladin reiben Sie die Wunderlampe und wecken dadurch einen wohlmeinenden Geist in der Flasche. Der Geist kann aber nur effizient arbeiten, wenn der Verstand zur Seite tritt. Dieses Prinzip ist auch für das Erreichen eines Heilungseffektes absolut essentiell. Keinesfalls ist es hilfreich, sich auf seine heilerischen Fähigkeiten zu konzentrieren oder andere derartige Rituale durchzuführen.

Bengston legte, als er noch Menschen behandelte, gerne mal Rockmusik auf und unterhielt sich mit seinen Patienten über Politik, was diese nicht selten irritierte. Aber Cycling ist eben neben den meisten anderen Tätigkeiten möglich, so wie Sie auch Autofahren und sich gleichzeitig mit Ihrem Beifahrer unterhalten, Radio hören oder Erdnüsse naschen können.

Bezüglich der Behandlung anderer Personen gibt es laut Bengston nur ein wichtiges Dogma:

> *"Seien Sie spielerisch. Vermeiden Sie Rituale."*

Der Patient kann vor Ihnen sitzen oder liegen. Während Sie cyclen, lassen Sie Ihre Hände in zehn oder zwanzig Zentimetern Abstand seinen Körper entlang gleiten. Wenn Sie sensitiv sind, werden Sie manchmal eine heiße Stelle finden. Dies ist der Punkt, über dem Sie dann Ihre Haupthand - in den meisten Fällen wird es die linke sein - für den Verlauf der Session halten. Sollten Sie aber gar nichts spüren, ist das auch kein Problem. Im Labor zeigte sich, dass Sensitive genauso gut heilen wie "energetische Pflastersteine". Auch die behandelte Person registriert bisweilen etwas wie einen "Wasserstrahl", manchmal jedoch auch überhaupt nichts.

Wie lange soll eine Behandlung dauern? Dies ist höchst unterschiedlich. In dem einen Fall schaltet der Energiefluss, der durch das Cyclen in Gang gebracht wird, nach 10 oder 15 Minuten einfach ab. Im anderen Fall absorbiert der Behandelte die offerierte Energie für Stunden. Sollte sich das Gefühl für den Energiefluss anfangs bei Ihnen noch nicht wirklich einstellen (oder Sie ein energetischer Pflasterstein sein), dann behandeln Sie einfach für 30 Minuten pro Sitzung. Eine sehr kranke Person wird täglich behandelt werden wollen, bei anderen reicht eine Sitzung pro Woche.

Ein Patient könnte sich aber auch an einem anderen Ort befinden. In diesem Fall legen Sie ein Foto der Person in Ihre dominante Hand (meist die linke), eventuell auch noch eine Haarprobe. Dann cyclen Sie drauf los.

Es gibt zwei Wege, Cycling als Selbstheilungsmethode einzusetzen: Der erste ist das Cycling selbst. Ein Bild auf der Liste zeigt Sie als völlig gesunde Person bei Ihrer Lieblingsbeschäftigung. Sie können übrigens natürlich demselben Anliegen auch mehrere Bilder widmen, diese zählen auf der Liste dann allerdings nur als ein einziger Punkt.

Zweitens gibt es die Möglichkeit, Materialien mittels Cycling "aufzuladen". Als Medium können Sie entweder Wasser nehmen, das Sie in einem Glas oder einer kleinen Flasche mit Ihren Händen aufladen während Sie cyclen. Baumwollwatte funktioniert ebenfalls exzellent. Sie hat den Vorteil, dass sie leicht am Körper anzubringen ist und so viele Stunden wirken kann. Außerdem lässt sie sich gut lagern und bei Bedarf auch verschicken. Wenn ich hier von "Aufladen" oder "Energetisieren" schreibe, dann beachten Sie bitte Folgendes: Ich verwende den Begriff in Ermangelung einer besseren Beschreibung. Bengston hat mit diversen hochmodernen Messgeräten versucht, einen Unterschied zwischen geladener und ungeladener Baumwolle zu messen, was allerdings bis heute nicht gelang. Dass es jedoch einen Unterschied geben muss, wird im Labor folgendermaßen sichtbar: In einem Reagenzglas befinden sich kranke Zellkulturen in einer Flüssigkeit, in der sie sich bewegen können. Jetzt bringt man geladene Watte an einer Seite des Reagenzglases an. Die Zellen beginnen, in Richtung Watte zu "schwimmen". Bei ungeladener Watte ist diese Reaktion nicht zu beobachten.

Abschließend nochmals der wichtige Hinweis, dass Sie andere Personen nur dann auf Ihre Cycling-Liste setzen bzw. behandeln dürfen, wenn Sie die ausdrückliche Zustimmung von der Person dafür haben. Cyclen Sie nie für jemanden aus Mitleid, oder "weil es doch nur zu ihrem/seinem Besten ist." Dies würde eine Einmischung in einen fremden Lebensplan mit entsprechenden unerwünschten Implikationen darstellen.

Bitte beachten Sie: Um das Cycling erfolgreich einsetzen zu können, müssen Sie es richtig machen. Die hier zur Verfügung gestellten Informationen sollen zunächst einmal helfen herauszufinden, ob diese Technik etwas ist, mit dem Sie sich anfreunden können. Um die Methode von Grund auf richtig zu erlernen, empfehle ich den einzigen deutschsprachigen Einsteiger Kurs zur Bengston Methode. Den Link dazu finden Sie am Ende des Kapitels.

Persönliche Erfahrungen mit der Cycling-Methode

Im Jahre 2016 wurde meine Freundin Od auf Koh Samui von einem Wagen niedergestoßen, während sie auf ihrem Roller unterwegs war. Sie erlitt schwere Hirnblutungen und überlebte den Unfall nur ganz knapp. Die nachfolgenden Untersuchungen ergaben, dass sie - sehr wahrscheinlich seit ihrer Geburt - an einer seltenen AVM (Arterio-Vaskuläre-Malformation) leidet. Diese verhindert, dass diejenigen Teile des Gehirns, die für das Kurzzeitgedächtnis und die räumliche Orientierung zuständig sind, ausreichend durchblutet werden und somit nicht normal funktionieren. Auf einem MRT Scan sieht die AVM aus wie ein Hirntumor. Es handelt sich jedoch um ein "aufgeblasenes" und entsprechend dünnwandiges Blutgefäß-Gewirr, das leicht reißen kann und in ihrem Fall beim Unfall auch gerissen ist. Deshalb litt sie danach unter schweren Störungen des Kurzzeitgedächtnisses und der räumlichen Orientierung. So fand sie oft den Heimweg nicht mehr, obwohl sie nur einen Kilometer von zuhause entfernt war, oder vergaß ihren eigenen Sohn im Supermarkt und fuhr alleine los. Diese Verwirrtheitszustände machten sie im Grunde mit nur 32 Jahren zu einem Pflegefall. Und dass sich nach dem Unfall auch noch eine Epilepsie ausbildete, verkomplizierte die Situation zusätzlich.

In einem Land wie Thailand ist es leider nicht so, dass man in einem solchen Fall irgendeine Art staatlicher Hilfe bekommt. Sowohl die Pflege und Betreuung, als auch die Kosten für die recht teuren Medikamente und Untersuchungen, müssen aus eigener Tasche finanziert werden. Zur genau dieser Zeit bekam ich auch große Schwierigkeiten mit der lokalen Mafia auf Koh Samui, die viele der etablierten Inselbusinesses unter Druck setzten. Als ob dies nicht genug wäre, beschloss meine Ex Frau mit unserer gemeinsamen Tochter an einen 1000 km entfernten Ort zu ziehen, ohne mir etwas über den Zeitpunkt und den neuen Aufenthaltsort zu verraten.

Ich gebe gerne zu, dass die Grenze meiner emotionalen Belastbarkeit zu diesem Zeitpunkt sehr deutlich spürbar überschritten war. Es blieb mir nichts anderes übrig, als eine unkonventionelle Situation mit ebenso unkonventionellen Methoden zu wandeln.

Um es kurz zu machen: Ich zog in eine andere Stadt, startete ein neues Business, fand meine Tochter wieder und fing an, das Bengston Cycling zu lernen. Ich hatte keine Ahnung, ob ich damit meiner Freundin helfen konnte, es war aber keine andere Lösung in Sicht und ich hatte nichts zu verlieren.

Etwa 3 Monate nachdem ich angefangen hatte, ihr die Hände aufzulegen und dabei zu 'Cyclen', machten sich Fortschritte bemerkbar. Od war aktiver und vergaß weniger. Der größte Fortschritt zu diesem Zeitpunkt war, dass ihre Migräneattacken mit dem Auflegen "imprägnierter" Baumwollwatte sehr schnell verschwanden. Wir gingen dazu über, diese Baumwoll-Pads jeden Abend mit einem Stirnband an den Schläfen zu befestigen, sodass sie die ganze Nacht wirksam waren. Jetzt ging es wirklich bergauf. Welch durchschlagenden Erfolg wir schon erreicht hatten, machte sich bemerkbar, wenn sie das Auflegen der Pads einmal ein, zwei Nächte vergaß. Sofort traten die demenzartigen Symptome wieder häufiger auf und sie war emotional und psychisch wesentlich instabiler. Nach einem Jahr Behandlung erscheint Od für eine außenstehende Person völlig gesund.

Nachdem also die durch das Bengston-Cycling geladenen Baumwoll-Pads offensichtlich tatsächlich hochwirksam waren, fing ich an, diese im Familien- und Freundeskreis zu verteilen. Es gab ein paar kleinere und auch einige größere Erfolge, auf die ich aber hier nicht näher eingehen will.

Mittlerweile konnten wir die Menge der Epilepsie-Medikamente, die meine Freundin täglich einnehmen muss, um 40% reduzieren, ohne dass es zu Anfällen kommt. Wohlgemerkt, die einzige Behandlung, die wir einsetzen, ist das Bengston-Cycling.

Von der Methode abgeleitete **Techniken** zur Unterstützung von Heilung:

- Die Cycling-Technik ist eines der machtvollsten Werkzeuge, um seine innigsten Ziele zu erreichen. Obwohl von der Wissenschaft heute noch nicht abgeleitet werden kann, wie diese wirkt, ist doch bewiesen, dass sie wirkt.
- Konzentrieren Sie sich vor allem immer dann auf den Cycling-Prozess, wenn Sie in positiver oder negativer Weise emotional reagieren, sich also ärgern oder freuen. Denn Emotionen sind der Kraftstoff für Ihr Cycling.
- Nutzen Sie die verstärkende Kraft von Resonanzverbindungen, indem Sie beispielsweise mit anderen zusammen cyclen.

Buchempfehlung:
William Bengston: Heilen aus dem Nichts: Wissenschaftlich belegt - in der Praxis bewährt - für jeden erlernbar, VAK Verlag

Studien:
Die gesammelten Veröffentlichungen finden Sie auf https://bengstonresearch.com/

Einsteiger-Kurs für die Bengston Methode:
Falls Sie Lust verspüren, die Methode selbst zu erlernen: Hier finden Sie den einzigen deutschsprachigen Kurs dazu, der Sie zum Preis von einem Mittagessen von der Listenerstellung bis zum Hypercycling führt:
https://selfhealing.academy/bengston-kurs

Heilmethode Nr. 3

Erden - die heilende Kraft der Natur

Kurzbeschreibung: Durch direkten Hautkontakt mit Mutter Erde entsteht ein Ladungsausgleich, der bis auf Zellebene wirkt und dadurch heilt
Schwierigkeitsgrad: leicht
Wirkebene: körperlich
Besonderheit: Pflanzen scheinen ein Sensorium für den Heilbedarf anderer Lebewesen zu haben

Die zentralen **Ideen** aus diesem Kapitel:

- Je mehr und je länger ein Mensch von der Natur abgeschnitten ist, umso anfälliger ist er für Krankheiten vor allem psychischer Art.
- Es scheint einen Zusammenhang zu geben zwischen wachsenden Großstädten und vermehrt auftretenden psychischen Störungen.
- Je mehr Naturkontakt Kinder in den ersten Lebensjahren haben, umso gesünder sind sie ein Leben lang.
- Multitasking ist ein (zusätzlicher) Stressfaktor, der auch die positiven Effekte aus dem Kontakt mit der Natur zunichtemachen kann.
- Ob Sie es nun Ökotherapie, Gartentherapie, Earthing oder Waldbaden nennen - Natur therapeutisch einzusetzen ist eine mindestens 150 Jahre alte Idee, die über die Jahrzehnte mal mehr, mal weniger in Mode kommt.
- Auch jemand in einem Krankenhaus oder Pflegeheim sollte wenigstens visuell Natur erleben können, und

sei es nur durch einen Blick aus dem Fenster oder durch das Betrachten eines Bildes.

- Die Pflanzenwelt verfügt über eine Art intelligentes, artenübergreifendes Kommunikationssystem, das es beispielsweise ermöglicht, ein Defizit einer individuellen Pflanze festzustellen und darauf zu reagieren.

“Nichts kann über mich kommen, was die Natur nicht wieder heilen könnte.”

- Ralph Waldo Emerson 1836
in seinem Schriftstück ‘Nature’

Niemand soll glauben und niemand darf es glauben, dass der Arzt den oder jenen geheilt hat. Es steht nicht in seiner Macht. Die Natur heilt, der Arzt behandelt.”

- Georg Groddeck

Während der Irak- und Afghanistan-Interventionen der Amerikaner wurden 800 Soldaten in Hinblick auf ihre Fähigkeit beobachtet, hinterhältig gelegte Bomben zu erkennen. Man fand heraus, dass die besten Leute diejenigen waren, die aus ländlichen Gegenden stammten und viel Zeit in der Natur verbrachten, beispielsweise als Jäger.

Ein guter Wellenreiter ist in der Lage, den Rhythmus der höchsten Wellen zu erkennen und das Meer entsprechend zu “lesen”. So sucht er sich beim Rauspaddeln die niedrigsten und beim Zum-Ufer-Surfen die höchsten Wellen aus. Zudem haben gute Surfer einen antrainierten Kompass für Meeresströmungen.

Ein erfahrener Segler erkennt einen Wetterumschwung und ein drohendes Gewitter, lange bevor ein Unerfahrener auf die Idee käme, Vorsichtsmaßnahmen zu ergreifen.

Doch diejenigen Menschen, die über ein solch feines Sensorium verfügen, stellen heutzutage eine kleine Minderheit dar.

Und sie werden immer weniger. Anfang des 21. Jahrhunderts leben bereits mehr Menschen in Städten als in ländlichen Gebieten. Eine durchschnittliche Person aus der westlichen Welt verbringt heute täglich über 10 Stunden vor einem Bildschirm und 90% ihrer Zeit in einem Gebäude. Die Hälfte der verbleibenden Zeit sitzt sie in einem Fahrzeug.

Dies bleibt nicht ohne Folgen. Eine große Zahl von Menschen wirkt genervt, gestresst, nervös, unkonzentriert, schläft schlecht und fühlt sich allgemein nicht wohl in ihrer Haut. „Man sei schon wieder mal urlaubsreif", hört man oft. Und was macht man im Urlaub? Lange Strandspaziergänge, Wanderungen, Radfahren, Angeln, Schwimmen, in der Sonne liegen, lesen etc. Die wohltuende Wirkung all dieser Aktivitäten ist nicht nur auf die körperliche Betätigung zurückzuführen, sondern auch darauf, dass wir uns wieder auf die Frequenz von Mutter Erde einschwingen. Wir bekommen wieder "Bodenhaftung".

Die Grundfrequenz der Erde beträgt 7,83 Hertz, sie wird nach ihrem Entdecker auch Schumann-Frequenz genannt. Durch die frühe Raumfahrt fand man heraus, dass die Schumann Frequenz gewissermaßen der Taktgeber für unser Gehirn ist. Denn die Astronauten der 1960er und 1970er Jahre hatten mit vielerlei Arten von Unwohlsein zu kämpfen. Man baute deshalb Schumann Generatoren in die Raumkapseln ein. Von da an waren selbst Astronauten an die Grundfrequenz der Erde angeschlossen, die von der im Gehirn sitzenden Zirbeldrüse empfangen wird. Die Zirbeldrüse ist eine winzige, tief im Mittelhirn sitzende Drüse, die unter anderem großen Einfluss auf den Wach-Schlaf-Rhythmus und die Regeneration von Zellschäden hat.

Eine 2008 durchgeführte Studie brachte ans Licht, dass der Prozentsatz an Amerikanern, die sich zum Campen, Angeln oder Jagen in die Natur begeben, seit 1980 um 1 Prozent jährlich sinkt. Bei einer Umfrage in England gaben 70% der Befragten an, dass sie die besten Abenteuer draußen erlebt hatten. Von ihren Kindern sagten das nur noch 20 Prozent.

Das Getrenntsein von einem natürlichen Umfeld fordert einen hohen Tribut. Über 30% der erwachsenen Bevölkerung Nordamerikas - und man darf davon ausgehen, dass die Zahlen in Europa ähnlich sind oder sich ihnen zumindest annähern - nehmen heute regelmäßig Antidepressiva ein. Um die Jahrtausendwende lag diese Zahl noch bei etwa 10 Prozent. Es handelt sich also um einen exponentiell wachsenden Trend. Aber auch eine Reihe anderer Krankheiten stiegen nachweislich aufgrund des urbanen Lebensstils in den letzten Jahrzehnten stark an, allen voran:

- Kurzsichtigkeit
- Übergewicht
- Diabetes
- Herz-Kreislauf-Erkrankungen

Anmerkungen des Autors:
Bereits 1982 wurde der Film "Koyaanisqatsi" veröffentlicht. Der Titel stammt von einem Navajo- Wort und bedeutet so viel wie "Leben aus der Balance". In einem Satz formuliert, geht es in dem Film darum, wie die Natur und das Leben im Einklang mit derselben mehr und mehr durch "moderne Errungenschaften", wie Fabriken, Straßen, Bildschirme, Pipelines, Hochhäuser, Einkaufszentren, etc. abgelöst wird.

Ich war damals 13 Jahre alt und von dem Film tief berührt. Denn meine Verbindung zur Natur war schon als Kind eine außergewöhnliche.

Ich bin in einer ländlichen Gegend aufgewachsen, am Ortsrand eines 1000 Seelen Dorfes, umringt von Äckern und Grünland. Wir Kinder durften uns draußen frei bewegen, das heißt, Freunde besuchen, in ein kleines Wäldchen gehen oder zum Fußballplatz radeln. Wann immer es das

Wetter zuließ, war ich draußen unterwegs. Am liebsten hielt ich mich in einem kleinen Waldstück nahe meinem Elternhause auf, das für mich eine eigene kleine Welt darstellte. Es gab hier alte Baumaschinen, die vor sich hinrosteten, und es gab Böschungen und Hügel, auf denen man sich wunderbar verstecken konnte und wo man Feuer machen, Kartoffel braten, Pfeil und Bogen schnitzen und auf Bäume klettern konnte.

Zudem war mein Großvater Jagd-Revierleiter im Dorf und fuhr mit Ausnahme der Winterzeit abends täglich hinaus, um von einem der Hochstände aus den Wildbestand zu beobachten. Er nahm mich oft mit, und obwohl ich immer nur ganz still dasitzen musste und nichts sagen durfte, um die Tiere nicht zu verschrecken, waren dies ganz besondere Momente. Als Dreizehn- oder Vierzehnjähriger fuhr ich dann mit dem Fahrrad in die einige Kilometer entfernte Au, einer Art Überlauf- und Naturschutzgebiet der Donau. Dort hatte ich meinen, nur über einen schmalen Trampelpfad erreichbaren Kraftplatz. Ein wunderbarer alter Baum, dessen stärkster Ast quer über einen kleinen Fluss wuchs. Auf diesen kletterte ich und verbrachte nicht selten Stunden dort, ohne mich zu bewegen, oder irgendetwas zu tun. Da ich nicht das einfachste Verhältnis mit meiner Mutter und auch jede Menge Probleme in der Schule hatte, war meine Jugend nicht gerade unbelastet. Dieser Platz in der Au war mein Reinigungs- und Kraftort. So schlecht ich mich auch manchmal fühlte, wenn ich dort ankam, nach ein bis zwei Stunden war ich jedes Mal völlig ausbalanciert, in meiner Mitte und fühlte mich wieder in der Lage, mich den durchaus heftigen Herausforderungen von Schule und Familie zu stellen.

Aus dieser Passion für das "Wilde" ergab sich auch das eine oder andere Abenteuer. Mit 19 Jahren wollte ich unbedingt ein unberührtes, völlig verwildertes Stück Natur in Ost-Österreich erkunden. Der Haken war nur, dass dies ein Truppenübungsplatz war - Eintritt strengstens verboten. Also ließ ich mich mit einem Schlauchboot aus dem nächstgelegenen Ort flussabwärts treiben, bis ich in eben diesem Truppenübungsplatz ankam, stieg dort aus und streifte einen ganzen Tag lang mit Fotoapparat und Notizblock durch das verbotene Gelände. Es war ein phantastisches Erlebnis, aus dem damals eine meiner ersten Magazin-Geschichten entstand.

Im Laufe der Jahre habe ich oft meinen Lebensmittelpunkt geändert. Aber an welchem Ort oder in welchem Land ich auch war, nach kurzer Zeit suchte ich mir immer einen Kraftort, an dem ich alleine sein und einfach nur sitzen und in meine natürliche Umgebung eintauchen konnte. Wie heilsam dies für mich jeweils war, wurde mir erst später bewusst. Ich war zwar oft von Menschen umgeben, die sich selbst als recht naturverbunden einstuften, aber dieses Einfach-nur-stundenlang-still-an-einem-Ort-Sitzen, war doch etwas exotisch und für die meisten schlicht und einfach zu "langweilig".

Meinem Empfinden nach herrscht in der Wildnis die perfekte Balance, auf die sich sowohl körperliche als auch geistige Energien nach und nach einschwingen.

Exakt dieses Empfinden hat einer der weisesten Menschen unserer Zeit in Worte gefasst und in ein daraus abgeleitetes Sadhana (= spirituelle Hausaufgabe) kanalisiert: Der indische Mystiker Sadguru schreibt allen Besuchern seines Ashrams in Südindien vor, mindestens eine halbe Stunde pro Tag direkten Hautkontakt mit der Erde zu haben, also auf einer Wiese zu liegen, barfuß zu gehen, oder einfach mit den Händen den Boden zu berühren. Sadguru sagt, dass alleine dadurch die Körperenergien auf wunderbare Weise ausgeglichen werden.

"Die Erde, auf der du wandelst, verfügt über eine enorme Intelligenz. Indem Du mit deinen Händen die Erde berührst, reorganisiert sich Dein ganzes System auf mehreren Ebenen. Warum ist das so? Weil unser Körper aus nichts anderem als genau dieser Erde besteht - von der wir für die Zeitspanne unseres Lebens nur Elemente ausgeborgt haben. Und wir werden diese eines Tages Atom für Atom wieder zurückzahlen."

- Sadguru in einem Interview

Neueste Studien überzeugen

Unsere immer mehr auf Daten und Algorithmen basierende Welt bietet der Forschung enorme Möglichkeiten. So konnte man in Dänemark die erst vor kurzem (2019) abgeschlossene, bislang größte und umfangreichste Studie zum Thema Umwelt & mentale Gesundheit präsentieren:

Zuerst klassifizierte man auf der Basis von Satellitendaten alle Wohngegenden des Landes. Und zwar in Hinblick auf "grüne Umgebung". Dann filterte man aus der dänischen Bevölkerung alle zwischen 1995 und 2003 Geborenen heraus, die während ihrer ersten zehn Lebensjahre am selben Ort wohnten - eine Bevölkerungsgruppe von immerhin einer Million Menschen. Nun wurde folgende Frage gestellt: Wo wuchsen diejenigen Menschen auf, die sich laut dänischem Patientenregister in ambulante oder stationäre psychiatrische Behandlung begaben? Es wurden 16 psychische Krankheitsbilder spezifiziert, also z.B. Depression, Angststörung, Schizophrenie, etc.

Man konnte voraussehen, dass Kinder, die mehr Natur rund um ihren Wohnort genießen konnten, aus reicheren Familien stammten und daher mental stabiler sein würden. Also hat man auch noch die familiären Einkommensverhältnisse als Faktor miteinbezogen und die Daten entsprechend gefiltert. Das Ergebnis war ebenso eindeutig wie überraschend:

"Wir dachten, dass wir vielleicht einen interessanten Zusammenhang innerhalb einer Gruppe von Krankheiten sehen würden" sagt Kristine Engemann, die Studienleiterin.

"Aber es ging klar hervor, dass Menschen, die in natürlicher Umgebung aufwachsen, generell ein geringeres Risiko haben, psychisch zu erkranken." Dabei wäre es egal, wo in Dänemark die Kinder lebten, oder wie sich das soziale Umfeld in der Wohngegend gestaltete.

In einem Satz zusammengefasst: Kinder, die in Betonwüsten aufwachsen müssen, haben ein 55 % höheres Risiko, psychisch zu erkranken.

Details zu dieser Studie können hier eingesehen werden: https://is.gd/bCCIKM

Man könnte natürlich einwenden, dass der Zusammenhang nicht unbedingt kausal sein müsse, dass also die Korrelation zwischen natürlichem Wohnumfeld und stabilerer mentaler Gesundheit auch Zufall sein könne.

Und genau darauf gibt eine andere Studie zum selben Thema Antwort:

In der amerikanischen Stadt Philadelphia fand man 110 Plätze in der Nähe von Hochhäusern, die ungenutzt waren, und an denen es möglich war, einen Mini-Erholungspark einzurichten. Genau das tat man an 37 davon.

Weitere 37 ließ man unverändert und an den verbleibenden 36 wurden lediglich regelmäßige Reinigungsarbeiten durchgeführt. An jedem Ort interviewte man vier Personen und zwar sowohl vor der Ortsveränderung als auch danach. Die Interviewer waren in den Studienzweck nicht eingeweiht, sie erhoben lediglich Daten der Anwohner zum Thema psychische Gesundheit. Das Experiment erstreckte sich über einen Zeitraum von vier Jahren und brachte folgende Ergebnisse:

Personen aus der Anwohnergruppe, die mit einem Mini-Erholungspark beglückt wurden, fühlten sich um 42 % weniger depressiv, 51 % weniger wertlos und in einer um 63

% besseren psychischen Gesundheit als vor der Begrünung.

In den beiden Vergleichsgruppen gab es dagegen keine signifikanten Veränderungen.

Details zu dieser Studie wurden hier publiziert: https://is.gd/IiOrxW

Gartentherapie

Im Jahre 2013 wurde in einem Heim für Demenzkranke folgender Versuch durchgeführt: Eine Patientengruppe durfte zweimal wöchentlich 15 Minuten in einem Snoezelen-Raum - einer speziell designten Umgebung zur Stimulation von Sinneswahrnehmung - verbringen. Eine zweite Patientengruppe hielt sich für die gleiche Zeitspanne in einem Raum auf, in dem ein kunstvoller japanischer Garten angelegt worden war.

Man zeichnete während der Besuche zum einen die Herzrate und zum anderen Verhaltensänderungen auf.

Das Ergebnis war, dass bei den Besuchern des japanischen Gartens eine deutlich reduzierte Pulsfrequenz gemessen wurde, und zwar ausnahmslos bei allen Patienten und bei jedem einzelnen Besuch. Bei der Vergleichsgruppe wurden dagegen kaum Abweichungen der Herzrate gegenüber dem Ausgangswert festgestellt.

Auch verhaltenspsychologisch reagierten die Gartenbesucher positiver als die Patienten, die sich in dem vergleichsweisen künstlichen Umfeld des Snoezelen-Raumes aufhielten. Dies wurde insbesondere deutlich, als der japanische Garten abgebaut und wieder mit der normalen Einrichtung ausgestattet wurde. Jetzt reagierten die Gartenbesucher verärgert, sie hatten sich nicht nur an den japanischen Garten erinnert, sondern wollten diesen auch wieder in seiner ursprünglichen Form erfahren.

Die Publikation dieser Studie kann hier eingesehen werden: https://is.gd/SUYZ4m

Die Gartentherapie (Fachbegriff "Hortikulturelle Therapie") ist eine relativ neue, alternative Herangehensweise bei mentalen und stressbedingten Störungen, die sehr vielversprechend scheint. Wie der Name schon impliziert, werden in der Gartentherapie pflanzen- und gartenbezogene Aktivitäten und Erlebnisse angeboten, und das selbstverständlich an frischer Luft.

Was der gesunde Menschenverstand bereits suggeriert, wird von der Wissenschaft bestätigt: Aktivität im Freien und Beschäftigung mit Pflanzen hat eine gesundheitsförderliche Wirkung.

"Die Kombination aus Kontakt mit der Natur, selbstbestimmter physischer Aktivität und beobachtbarer Auswirkung meines Tuns (auf eine Pflanze) zeigt höchst vielversprechende Resultate." sagt Thomas Erskine, hortikultureller Therapeut aus Atlanta, USA. "Und für ein paar Augenblicke können die Patienten den frenetischen Lärm einer sich beschleunigenden Welt vergessen, ein Faktor, der bei therapeutischen Aktivitäten in einem Gebäude oft fehlt."

Earthing

Der heilsame Effekt von direktem Hautkontakt mit Mutter Erde, der in vielen alten Kulturen und Traditionen fest verankert ist, wurde erst vor kurzem von der "modernen Welt" wiederentdeckt und wissenschaftlich untersucht.

"Earthing" oder "Grounding" nennt man es heute, zu Deutsch simpel: Erden.

In den 1970er Jahren gründete der Amerikaner Clint Ober eine Firma, die Privathaushalte mit Kabelfernsehen ausstattete. Wegen einer schweren Erkrankung ging er in den 90er Jahren in Rente. Eines Tages beobachtete er auf einer Parkbank sitzend die Passanten. Dabei fiel ihm auf, dass praktisch alle Menschen, die an ihm vorbeigingen, Schuhe mit einer Gummisohle trugen. Ober dachte sich:

"Ein Fernsehsignal ist dann perfekt, wenn es über ein entstörtes Kabel übertragen wird. Die Entstörung erreicht man über eine geerdete Abschirmung der signalführenden Leitung. Könnte diese Art der Abschirmung bzw. Entstörung auch für den menschlichen Organismus eine Rolle spielen?"

Diese Eingebung führte in den Folgejahren zu zahlreichen Versuchen Obers, die er - fasziniert von der Materie - als Privatperson durchführte und immer weiter vorantrieb. Aufgrund der Beharrlichkeit Obers und der vielen anekdotischen Erfolgsstories gelang es schließlich, Ärzte und Wissenschaftler für das Thema zu gewinnen. Und so konnten bis heute dutzende wissenschaftliche Studien zum Thema "Earthing" durchgeführt werden, die alle zum selben Ergebnis kommen: Es ist heilsam, bloßfüßig über nasses Gras zu gehen, in einem unberührten Fluss zu schwimmen, oder sich zuhause vor elektrischen Feldern zu schützen.

Der Körper reagiert auf das Erden mit stark erhöhtem Wohlbefinden und einer besseren Immunabwehr, vor allem aber auch mit dem schnelleren Abheilen von Entzündungsherden.

Die Theorie ist, dass die Erdoberfläche über eine natürliche Ladung von negativen Ionen verfügt, während im Körper des von der Natur entkoppelten Menschen eine positive Ionenladung überhandnimmt. Durch das moderne Leben und den dadurch entstehenden Stress bilden sich zu viele freie Radikale im Körper. Diese greifen dann auch gesunde Zellen an und sorgen für zahlreiche schädliche Effekte, wie zum Beispiel das Entstehen von Entzündungen.

Entzündungen wiederum sind für einen großen Teil aller chronischen Erkrankungen verantwortlich. Durch Earthing findet also ein Ladungsausgleich statt, der den Körper in eine gesündere "Spannung" versetzt. Soweit, so logisch. Das Interessante an der genaueren Erforschung von Earthing ist, dass sich diese gesunde Spannung bis auf die zelluläre

Ebene nachweisen lässt. Und je mehr von diesen aufgeladenen Zellen in einem Organ sind, umso gesünder ist das Organ.

Der deutsche Arzt Dr. Klinghardt wendet die Earthing-Techniken aktiv an, und zwar nicht nur, um vorhandenen Beschwerden zu lindern, sondern auch um sich ankündigende Krankheiten abzuwenden. Fertigt man beispielsweise ein Thermogramm (Wärmebild) von schmerzenden Knien an, so stellt man meist fest, dass diese kälter sind als beispielsweise die benachbarten Ober- oder Unterschenkel. Lässt man diese Person 30 Minuten auf einer Wiese barfuß gehen - durchaus auch bei kühlem Wetter - kann man anschließend beobachten, dass sich der Temperaturunterschied aufgelöst hat.

Laut Dr. Klinghardt lässt sich ein Brustkrebs bereits 7 Jahre vor dem Entstehen des Knotens auf einem Thermogramm als "warme Zone" erkennen. Genauso wie im obigen Beispiel verschwindet der Temperaturunterschied durch Earthing-Therapie nach einigen Wochen. Da es Lebensumstände und Wetter nicht immer erlauben, regelmäßig in der Natur barfuß zu gehen, nutzt man sogenannte Earthing-Pads für den Ladungsausgleich. Dies sind mit leitendem Gewebe, beispielsweise Silberfäden, durchzogene Leintücher oder Fußmatten die über einen Draht geerdet werden. Schläft man auf einem solchen Stoff, ist es möglich, die ganze Nacht lang Ladungsausgleich zu betreiben. Dr. Klinghardt: "Dies ist mit Abstand das preiswerteste und gleichzeitig effektivste Antioxidans."

"Höhlenmenschen Medizin" nennt es Steven Sinatra, Kardiologe und Ko-Autor des Buches "Earthing". Seiner Meinung nach ist einer der besten Effekte des Erdens der, dass es blutverdünnend wirkt. Unser Blut sei voller Toxine und zudem oft auch zu dickflüssig. Dies sei der Grund für viele Gesundheitsprobleme wie beispielsweise den Herzinfarkt oder Schlaganfall.

"Stellen Sie sich Ihr Blut wie Ketchup vor. Laufen Sie ein wenig über einen Strand, nasses Gras oder einen Waldboden, so wird aus dem Ketchup (die Konsistenz von) Rotwein. Und raten Sie mal, was sich leichter durch den Körper transportieren lässt."

- Dr. Stephen Sinatra

Waldbaden

Wir leben heute in einer Welt, in der auch die offensichtlichsten Tatsachen mit Studien belegt werden wollen. Und siehe da, in Japan hat man diese Studien zum Thema "Waldbaden" bereits in den 1970er Jahren durchgeführt. Und weil diese so viele positive Effekte zutage gebracht hatten, gibt es "Shinrin Yoku", was übersetzt so viel heißt wie "ein Bad in der Atmosphäre des Waldes nehmen" als vom Staat bezahlte Therapie. Und schon springt die Seminar-Industrie auf den Zug auf, und fast an jedem Stadtgarten kann ein zertifizierter Waldbad-Lehrer gebucht werden, der in blumigen Worten dazu auffordert, die Seele baumeln zu lassen. Aber kann eine Seele, die so eng an der Leine der digitalen Ablenkungen gehalten wird, überhaupt noch baumeln?

Kontraproduktives Multitasking

"Jeder Mann, der gleichzeitig eine Frau küssen und dabei sein Auto sicher steuern kann, gibt dem Kuss nicht genug Aufmerksamkeit."

- Albert Einstein

Smartphones ermöglichen uns, permanent mit der digitalen Welt und damit mit jeder beliebigen Information rund um die Uhr verbunden zu sein. Dies verleitet dazu, Multitasking zu betreiben und genau dieser Versuch, mehr als eine einzige Sache gleichzeitig zu machen, ist zum Scheitern verurteilt. Denn wie sich in wissenschaftlichen Experimenten herausgestellt hat, sind nur 2% der Bevölkerung in der Lage, zwei oder mehrere Tätigkeiten gleichzeitig durchzuführen.

David Strayer ist Professor für Psychologie an der Universität Utah und so etwas wie der Multitasking- Papst der Gehirnforschung. Er fand heraus, dass Autofahrer, die telefonieren einer gleich hohen Unfallgefahr ausgesetzt sind wie betrunkene Fahrer. Andere Untersuchungen Strayers belegen, dass durch Multitasking

- etwa 25% der täglichen Arbeitskapazität vergeudet wird
- das generelle Stress-Niveau angehoben wird
- die Dopamin-Ausschüttung angeregt und damit Suchtverhalten gefördert wird
- die Fehleranfälligkeit drastisch erhöht wird, was beispielsweise bei Ärzten oder Piloten drastische Folgen nach sich ziehen kann
- kritisches Denken und Problemlösungskapazität eingeschränkt werden

Der Grund, warum Strayers Arbeit hier Erwähnung findet, ist, dass er sich auch mit der Frage beschäftigt hat, inwieweit Naturerlebnisse zur Regeneration des durch Multitasking gestressten Gehirns beitragen. In einem Versuch ließ er eine Gruppe von Probanden durch ein Waldstück wandern, die vorher sämtliche digitalen Geräte abgelegt hatte. Eine Kontrollgruppe musste denselben Weg gehen, wurde aber gebeten, währenddessen ein Telefongespräch über ihr Handy zu führen. Zwanzig Minuten später, wurden bei allen Versuchspersonen die Theta Wellen im EEG gemessen. Das Ergebnis ist, dass die Gruppe ohne technisches Spielzeug weniger Theta-Aktivität aufwies, also ausgeruhter und entspannter war. Die Gruppe, die telefoniert hatte, wies noch 20 Minuten nach der Wanderung eine erhöhte Thetawellen-Aktivität auf, die ein Indiz für innere Unruhe ist. Dieser Versuch zeigte damit, dass das Benutzen eines Mobiltelefons selbst lange nach dem Gespräch eine unerwünschte Gehirnaktivität bewirkt.

In diesem Zusammenhang sei auch noch ein anderes Faktum zum Thema Handy-Telefonie erwähnt: Dank eines Dunkelfeld Mikroskops kann man Struktur und Bewegungen der Blutkörperchen visualisieren. Bereits nach einem fünfminütigen Handygespräch sind ganz deutlich Verklumpungen festzustellen, und auch die Bewegungen der Blutzellen sind reduziert. Durch das sogenannte "Sludge Phänomen" kommt es zu Sauerstoffmangel im Gewebe und verstopften Kapillaren. Wollen Sie also Embolien, Herzinfarkte und Schlaganfälle vermeiden, dann halten Sie Ihr Handy vor allem während eines Gesprächs so weit weg vom Körper wie nur möglich.

Ökotherapie

Bei der Recherche für dieses Kapitel stieß ich auf ein Faktum, das mich wirklich überraschte. Der Umweltschutz und das Wissen um das In-Beziehung-Stehen einer intakten Natur mit der psychischen Gesundheit des Menschen ist gut 120 Jahre alt!

Im Jahre 1898 hielt der Arzt Frederick S. Thomas eine Rede bei der Jahresversammlung amerikanischer Ärzte: "Wir haben es heutzutage mit einer zunehmenden Rate an geistig-mentalen Störungen zu tun. Dies liegt an den Stressfaktoren unserer Zivilisation, also Überstimulation, Lärm und Gestank."

Wohlgemerkt, diese Analyse wurde vor über 120 Jahren

erstellt, lange Zeit also bevor jeder Mensch Zugang zu Elektrizität, Fernsehen oder gar Internet hatte, und zu der die Weltbevölkerung gerade einmal 1,6 Milliarden betrug!

Ebenfalls im 19 Jahrhundert schrieb der Landschaftsarchitekt Frederic Law Olmsted:

> *"Das Eintauchen in die Natur ist förderlich für Gesundheit, Tatkraft und Intellekt. Über die Freude, die im Moment empfunden wird, hinaus gibt es Langzeiteffekte, die das gesamte Lebensglück positiv beeinflussen."*

John Muir (1838 - 1914), Philosoph, Autor und einer der ersten Umweltaktivisten, dichtete:

> *"Der Frieden der Natur wird in Dich hineinfließen, wie der Sonnenschein in Bäume fließt. Die Winde werden ihre Frische in Dich hineinwehen, die Stürme ihre Energie, während deine Sorgen wie Blätter im Herbst von dir abfallen werden."*

Diese Zitate lassen erahnen, dass sich Wissenschaftler damals - anders als heute - nicht gescheut haben, sich diesen Themen mit gesundem Menschenverstand zu nähern.
In den 1950er Jahren trafen westliche Wissenschaftler Aussagen wie diese:

> *"Es ist wesentlich erbaulicher und billiger, psychische Krankheiten zu verhindern oder auch in frühen Phasen zu behandeln, indem wir in regelmäßigen Abständen eintauchen in den Frieden und die Stille, die von den großen Bäumen, den Flüssen und Seen und den Bergen der wilden Natur ausgehen, anstatt zu warten, bis sich eine wirkliche geistige Störung manifestiert."*
>
> *- J. Berkeley Gordon in*
> *The Psychiatric Value of Wilderness*

“Die Nähe zu großflächiger, unberührter Landschaft ist für die mentale Gesundheit essentiell - sowohl für Kinder als auch für Erwachsene.”

- Karl Menninger

In der Broschüre zur Jahrestagung der American Psychiatric Association 1974 werden “psychische Störungen, hervorgerufen durch menschliche Eingriffe in das natürliche Gleichgewicht” diskutiert, und der Begriff “Ökotherapie” fällt erstmalig.

Aber bis heute tut sich die Ökotherapie schwer, denn tatsächlich gibt es immer noch eine große Anzahl von Wissenschaftlern, die behaupten, es wäre noch einiges an Studien nötig, um den therapeutischen Effekt von Naturerlebnissen zu beweisen.
So schreiben beispielsweise die Autoren des Buches “Your Brain on Nature”:

“Wir leben in einem Wissenschafts-Zeitalter. Also müssen wir wissenschaftliche Beweise finden, dass Natur tatsächlich über Heilkraft verfügt.”

Hier noch ein Zitat von vor über hundert Jahren, das zeigt, dass wir seither nicht viel gelernt haben:

“Wir leben momentan in Verhältnissen, in denen unseren Kindern und uns selbst der Zusammenhang mit der Natur verloren gegangen ist. Aber das ist eine vorübergehende Folge unsrer industriellen Entwicklung. Früher oder später wird sich der Mensch wieder besser in den großen Zusammenhang der Welt hinzufügen, oder wenn er das nicht tut, wird er zugrunde gehen.”

- Georg Groddeck

Wood Wide Web

Schon vor über 120 Jahren hat Charles Darwin herausgefunden, dass Pflanzen in der Lage sind, auf die Umwelt zu reagieren. Obwohl es weder ein Gehirn noch ein neuronales Netzwerk gibt, können Botschaften von der Wurzel zu den Blättern und umgekehrt gesandt werden. Wenn beispielsweise der Boden trocken wird, schickt die Wurzel die Botschaft an die Blätter: "Jetzt Stomata (Blattfugen) schließen!". So kann die Verdunstung auf ein Minimum reduziert werden. Darwins Vermutung konnte also durch moderne Forschungsmethoden bestätigt werden. Aber durch die wissenschaftliche Beschäftigung mit dem Thema wurde eine noch viel erstaunlichere Entdeckung gemacht. Die Wurzeln eines Baumes sind von einer Pilzart namens Mycorrhizal Fungi bedeckt, die unterirdisch gedeiht und kilometerlange Fäden zieht. Die Symbiose mit dem Baum ergibt sich dadurch, dass der Pilz der Pflanze hilft, Wasser und Nährstoffe wie z.B. Phosphor aufzunehmen und dafür im Gegenzug über die Baumwurzel mit Zuckerlösung versorgt wird, die er selbst nicht herstellen kann. Über die langen Pilzfäden ergibt sich ein Netzwerk, das sämtliche Bäume eines Waldes auch artenübergreifend miteinander verbindet. Da die Analogie des Internets nahe liegt, wurde das Phänomen von Wissenschaftlern 'Wood Wide Web' genannt. Diese Verbundenheit repräsentiert etwas, was einem neuronalen Netzwerk nahekommt. Informations- und sogar Nährstoffaustausch ist dadurch möglich. Folgende Beispiele zeigen die Komplexität dieses natürlichen Systems:

- Im Herbst verliert ein Laubbaum seine Blätter und kann jetzt keine Glukose mehr produzieren. Durch das Mycorrhizal-Netzwerk wird bemerkt, dass dieser Baum an einem Nährstoffmangel leidet, woraufhin über dasselbe Netzwerk vermehrt Nährstoffe von Nadelbäumen an diesen transportiert werden.

- Im Sommer, wenn der Laubbaum über jede Menge Glukose verfügt, schickt er diese an einen Sprössling des Nadelbaumes.
- Eine Baum-Spezies kann aber auch "bestimmen", an wen vermehrt Nährstoffe geschickt werden sollen und wer von diesen tendenziell abgeschnitten werden soll. So können eigene Sprösslinge gegenüber artfremden Pflanzen bevorzugt versorgt werden. Es wurde sogar beobachtet, dass Bäume komplett vom Netzwerk abgeschlossen, also quasi gemobbt wurden.
- Pflanzen können sich auch gegenseitig vor Gefahren warnen. Wird ein Baum von Schädlingen, also z.B. Würmern oder Käfern befallen, so schickt er ein Warnsignal an seine Nachbarn, die daraufhin insektenabweisende Substanzen produzieren.
- Diese an die Umwelt angepasste Produktion von Chemikalien geht sogar so weit, dass ein Akazienstrauch während einer Trockenphase Stoffe in seine Blätter einlagert, die für eine Antilope, die diese Blätter gerne frisst, tödlich wirken
- Aber nicht nur über das Mycorrhizal-Netzwerk können sich Pflanzen verständigen, sondern auch über die Abgabe flüchtiger Substanzen, sogenannter Botenstoffe, die über das Blattwerk abgesondert und von den Nachbarn aufgenommen werden können. Auch so kann eine Warnung beispielsweise vor blattfressenden Raupen weitergeleitet und eine entsprechende Reaktion bewirkt werden.

Überlegungen des Autors:

Wenn Pflanzen in der Lage sind, sowohl auf Zellebene wie auch auf ätherischer Ebene zu kommunizieren, und zwar durchaus in komplexer Weise, wäre dann die Vermutung weit hergeholt, dass auch ein Mensch, der mit seiner Haut

die Erde berührt, Teil dieses ätherischen Netzwerkes wird, und auf diese Weise heilende und ausgleichende Energien übertragen werden?
Aus meiner Erfahrung als "Naturbademeister" ergibt sich eine maximale Heilwirkung durch Natur durch folgende Faktoren:

- Alleinesein ist besser als in der Gruppe.
- Unberührte Wildnis ist besser als ein Stadtpark.
- Eineinhalb Stunden ist die Mindestdauer (für mich sind auch 3 Stunden noch ein Genuss) pro Session, bei mindestens einer Session pro Woche
- Sich den ordnenden Kräften der Natur öffnen und hingeben. Diese Hingabe ist von transformativer und am Ende Ihres Lebens gar von ultimativer Bedeutung. Der Azteken-Sprecher Xokonoschtletl sagt dazu: "Wenn ihr endlich versteht, was Natur ist, werdet ihr nie wieder den Tod fürchten."
- Seinen eigenen Kraftplatz finden und dort regelmäßig verweilen.
- Seien Sie sich der Endlichkeit Ihrer körperlichen Existenz bewusst, genau wie dem gleichzeitigen Eingebettet Sein in die Unendlichkeit der Schöpfung.

Placeboeffekt durch "Erdende Bilder"

Wenn Patienten im Krankenhaus durchs Fenster grüne Bäume sehen, werden sie schneller gesund. Sie brauchen weniger Schmerzmittel, rufen seltener nach Pflegepersonal und können früher entlassen werden als Patienten mit der gleichen Krankheit, die nicht ins Grüne sehen können. Zu diesem Ergebnis kommt eine vielbeachtete Studie des Architektur-Professors Roger Ulrich, durchgeführt im Jahre 1984. Quelle: https://is.gd/TcrRxO

Nicht immer ist es jedoch möglich, einen Ausblick auf die

Natur bereitzustellen, so manches Krankenzimmer hat noch nicht einmal ein Fenster.

Elaine Poggi, Fotografin aus Florenz, verlor 2002 ihre Mutter, die an Krebs litt. Die kalte und sterile Krankenhausumgebung war ihr ein Dorn im Auge, und so begann sie, ihre Fotografien in Krankenzimmern aufzuhängen, sehr zur Freude von Patienten, Personal und Besuchern. Die Initiative stieß auf ein derart gutes Echo, dass daraus eine globale Bewegung wurde, bei der bereits über 400 Krankenhäuser weltweit mitmachen.

“Weiße, sterile Wände begünstigen Stress und Angstzustände, während farbenfrohe Bilder von Natur beruhigend, hoffnungsvoll und ermutigend wirken.” sagt Elaine Poggi.

Eine 2011 durchgeführte Studie der University of London bestätigt die Vermutungen Poggis: Man fand heraus, dass Patienten beim Anblick eines schönen Bildes mit einem Naturmotiv eine ähnliche körperliche Reaktion zeigten wie beim Besuch eines geliebten Verwandten.

Aufbauende Bilder haben also einen positiven physiologischen Effekt auf das Gehirn, und zwar egal, ob man durch ein Fenster blickt, oder eine Fotografie betrachtet. Die Fotografie könnte solcherart als Placebo verstanden werden.

Von dieser Methode abgeleitete **Techniken und Alltagstipps** zur Unterstützung von Heilung:

- Halten Sie sich möglichst oft und möglichst lange in der Natur auf.
- Wir sind bestrebt, dass unsere Kinder eine gute Ausbildung fürs Leben erhalten und vergessen dabei, dass es noch wichtiger wäre, ihnen eine gute Basis für lebenslange Gesundheit zu geben. Je mehr Naturkontakt Sie Ihren Kleinen ermöglichen, umso fundierter wird diese Basis.
- Telefonieren Sie nicht mit dem Handy direkt am Kopf.
- Kennen Sie jemanden, mit einer psychischen Krankheit? Legen Sie dieser Person eine Gartentherapie ans Herz.
- Sollten Sie einmal ans Bett gefesselt sein, versuchen Sie einen Fensterblick auf freie Natur zu bekommen. Falls dies nicht möglich ist, hängen Sie Naturbilder im Krankenzimmer auf.

Buchempfehlung zu diesem Kapitel:
Earthing - Heilendes Erden: Gesund und voller Energie mit Erdkontakt von Clinton Ober, Martin Zucker und Stephen Sinatra, VAK Verlag

Heilmethode Nr. 4

Joe Dispenza - Gesundheit bewusst kreieren

Kurzbeschreibung: Oft ist unser Leben - ohne dass wir es merken - von negativen Mustern dominiert, was langfristig Krankheiten auslösen kann. Dispenza leitet her, wie dieser Prozess entsteht und wie er umzukehren ist
Wirkebene: mental
Schwierigkeitsgrad: variiert je nach Bereitschaft, Muster zu durchbrechen
Voraussetzungen: Selbstreflexion, Innenschau, Meditation
Besonderheit: Dispenza gibt konkrete Anweisungen, wie veränderte Lebensumstände als Resultat eines bewusst gestalteten Denkprozesses zu erreichen sind, und welche neurologischen, biochemischen und genetischen Prozesse im Rahmen von Selbstheilung stattfinden.

Die zentralen **Ideen** aus diesem Kapitel:

- Nicht förderliche Gedanken können krankmachende Prozesse auslösen, während andere Heilung bewirken.
- Wir werden im Laufe unseres Lebens süchtig nach vertrauten Erfahrungen, auch wenn diese negativ sind.
- Der Körper spiegelt oft gedachte Gedanken mit entsprechenden Reaktionen, es ergibt sich ein Pingpong Spiel aus Gefühlen und körperlichen Abläufen.
- Dieses Pingpong Spiel nennt man „Negative Muster", und diese können ersetzt werden
- Dazu sollte man so oft wie möglich Innenschau halten und eine klare Vision einer erwünschten Zukunft

mit einer positiven, aus dem Herzen gefühlten Emotion verbinden.

- Der Körper ist in der Lage, genau die Chemikalien zu produzieren, die Sie zur Heilung benötigen - ganz wie ein hochwirksames Medikament, jedoch ohne Nebenwirkungen
- Warten Sie nicht, bis Sie durch einen Unfall oder Infarkt regungslos in einem Krankenhausbett liegen müssen, um sich Zeit für Ihre inneren Prozesse zu nehmen. Treten Sie regelmäßig aus dem Alltagsbewusstsein heraus, spüren Sie destruktive Muster auf und ersetzen Sie diese.
- Nutzen Sie den verstärkenden Effekt von Meditation bzw. dem Herstellen von Herzkohärenz in einer Gruppe.

"Lange hab ich mich gesträubt, endlich gab ich nach. Wenn der alte Mensch zerstäubt, wird der neue wach."
- Johann Wolfgang von Goethe

"Die Gewohnheiten unterbrechen, das ist eins der vornehmsten Heilmittel."
- Dr. Georg Groddeck

Kennen Sie den Film "Und täglich grüßt das Murmeltier" mit Bill Murray? Es geht darin um einen arroganten TV-Meteorologen, der während eines Drehs in einer abgelegenen Kleinstadt in einer Zeitschleife festsitzt. Täglich erwacht er im selben Hotelbett zur selben Musik aus dem Radiowecker und erlebt fortan den exakt selben Tagesablauf wie am Vortag.

Der Film ist insofern ein besonderer, als er unweigerlich im Betrachter die Frage aufwirft: "Ist mein Leben auch nur eine Abfolge der immer gleichen Handlungen, Gefühle, Gedanken und Ereignisse?"

Und genau hier setzt auch die Botschaft von Dr. Joe Dispenza an.

> *"Solange Sie von Ihren Erinnerungen aus denken, können Sie nur erschaffen, was in diesen Erinnerungen enthalten ist. Ihr Gehirn lässt dann nur Gedanken und Gefühle zu, die auf der Vergangenheit aufbauen. Auf diese Weise kreieren Sie nichts Neues im Leben. Wenn Sie neue Perspektiven suchen, müssen Sie die Gewohnheit, 'Sie selbst zu sein' durchbrechen und sich neu erfinden."*
>
> *- Joe Dispenza*

Ein folgenschwerer Unfall

Im Jahr 1986, Dispenza war damals 26 Jahre alt, wurde er während eines Triathlon Events von einem SUV angefahren, wodurch er Frakturen an sechs Wirbeln erlitt.

Solche Verletzungen werden in aller Regel operativ behandelt, indem die gebrochenen Wirbel mit Metallstützen stabilisiert werden. Dispenza holte vier unabhängige Ärztemeinungen ein, wobei alle eine Operation als einzig erfolgversprechende Lösung empfahlen, ohne die er höchstwahrscheinlich nie wieder gehen können werde. Dennoch entschied sich Dispenza gegen diesen Eingriff. Er sagte sich:

> *"Da gibt es diese Intelligenz, die uns Leben gibt, und diese Intelligenz ist Bewusstsein. Bewusstsein ist Aufmerksamkeit und aufmerksam zu sein heißt letztlich hinhören. Also vielleicht sollte ich einfach mal hinhören? Mich selbst hingeben an diese mir innewohnende Kraft, die den Weg zu Heilung kennt."*

Gleichzeitig schwor er sich, dass er, wenn er jemals wieder in der Lage sein würde zu gehen, sein Leben der Erforschung von Geist-Materie-Phänomenen widmen wurde.
Da zusätzlich auch eine Kopfverletzung vorlag, waren sich

die Ärzte nicht sicher, ob dieser Patient überhaupt in der Lage war, eine rationale Entscheidung zu treffen. Sie ließen sich letztlich jedoch auf Joes Entscheidung ein, obwohl man im Jahre 1986 nicht unbedingt offen für das Thema "Selbstheilung mit der Kraft des Geistes" war.

Für Dispenza gestaltete sich der nun folgende Prozess keinesfalls als etwas, das mit Leichtigkeit und ohne Schmerzen vonstattenging. In den ersten paar Wochen prägte er sich zwar mentale Bilder ein, auf denen er sich zukünftig in einem gesunden Körper sah, es plagten ihn aber auch Gedanken wie "Werde ich in einem Rollstuhl leben müssen?" oder "Soll ich mein Haus verkaufen, meine Praxis aufgeben?". Immer wieder ertappte er sich dabei, wie er darauf fokussierte, was er *nicht* wollte. Er nahm wahr, dass Traumata, wie er sie gerade erlitten hatte, Stressreaktionen auslösen, die durch entsprechende hormonelle und chemische Prozesse der ersehnten Heilung diametral entgegenstehen. Er verstand, dass es seine einzige Chance war, die Ängste, die Unsicherheiten und die Unwägbarkeiten der Zukunft mit klaren Bildern und Gefühlen von dem zu ersetzen, was er wirklich wollte.

Während der ersten sechs Wochen nach dem Unfall wendete er drei Stunden täglich dafür auf, sich selbst vollkommen gesund zu sehen und zu empfinden. Anfangs verlor er regelmäßig die Konzentration, Zweifel und Ängste schoben sich wieder und wieder zwischen die Wunschbilder. Aber je länger er die stundenlange Visualisierung praktizierte, umso mehr Fortschritte stellten sich ein, und auch sein körperlicher Zustand begann sich tatsächlich nach und nach zu verbessern. Er brauchte weniger Schmerzmittel, die verletzten Nerven begannen sich zu regenerieren und er hatte mehr Energie und Zuversicht. Zehneinhalb Wochen nach dem Unfall konnte er bereits wieder stehen und nach drei Monaten konnte er aus dem Krankenhaus entlassen werden.

Sich am eigenen Schopf aus dem Sumpf ziehen

In der Folge reiste Dispenza um die Welt, um Menschen zu interviewen, die, ebenso wie er, eine solche Spontanremission erlebt hatten. Es stellte sich heraus, dass es in allen Fällen übereinstimmende Faktoren gab. Dabei hätten die Personen, die er interviewte, unterschiedlicher nicht sein können: Spiritualität, Geschlecht, Beruf, sexuelle Orientierung, Einkommen, Kulturkreis, Essgewohnheiten, Sportlichkeit - nirgendwo war ein gemeinsamer Nenner festzumachen. Externe Umstände als Einflussfaktoren konnten somit ausgeschlossen werden.

Kontakt herstellen zu unserer eigenen Lebenskraft

Jeder von Dispenzas Interviewpartnern glaubte an eine in ihm oder ihrem Inneren vorhandene, ordnende Kraft.

Diese sorgt dafür, dass aus nur zwei Zellen, nämlich einem Spermium und einer Eizelle, so etwas Komplexes wie ein menschlicher Körper entstehen kann. Verdauung, Atem, Nervenfunktionen, Blutkreislauf, Zellregeneration usw. - die "Rechenleistung" unseres Wachbewusstseins würde bei Weitem nicht ausreichen, um all das bewusst zu steuern. Es liegt also auf der Hand, dass ein höherer Geist das Konzert der inneren Prozesse dirigiert. Dispenza stellt die Vermutung auf, dass dieser höhere Geist nicht nur für die natürliche Ordnung in unserem Körper, sondern für die des gesamten Kosmos verantwortlich zeichnet.

Und allen von ihm interviewten Personen war klar, dass sie zu einem gewissen Grad von diesem Geist abgeschnitten sein mussten, denn sonst könnte Krankheit ja nicht dauerhaft bestehen. War es am Ende das eigene Denken, das diese Intelligenz gestört hat?

Und wenn das Denken in der Lage ist, die natürliche Ordnung zu stören, kann sie dann nicht auch durch eine Veränderung des Denkens wiederhergestellt werden?

Könnte alleine das Wahrnehmen des steuernden Geistes ein Schritt Richtung Heilung sein?

> *"Die innere Intelligenz, das Unterbewusste, oder eine höhere spirituelle Kraft - wie immer Sie es nennen wollen - hat weitaus größere Fähigkeiten als jede Tablette, Therapie oder Behandlungsmethode, und es wartet auf unsere Erlaubnis, wieder das Steuer übernehmen zu dürfen."*
> *- Blogeintrag von Joe Dispenza (https://is.gd/hYsmN8)*

Gedanken sind Kräfte, die den Körper direkt beeinflussen

Psychoneuroimmunologie heißt ein relativ neuer, fakultätsübergreifender Forschungsbereich, in dem die Wechselwirkung zwischen Psyche, Nervensystem und Immun- und Hormonsystem erforscht wird. Die auf diesem Gebiet durchgeführten Untersuchungen zeigten, dass jeder Gedanke eine biochemische Reaktion im Gehirn auslöst. In der Folge werden Botenstoffe ausgeschüttet, die den Körper dazu anregen, eine dem Gedanken entsprechende Emotion zu erzeugen. Jeder Gedanke bewirkt also unweigerlich ein korrespondierendes Gefühl.

Denkt man zum Beispiel an ein erfreuliches zukünftiges Ereignis, produziert das Gehirn im selben Moment einen Botenstoff namens Dopamin, der Gehirn und Körper in einen angeregten, positiven Zustand versetzt.

Neuropeptide heißen diejenigen Botenstoffe, die in uns negative Emotionen wie Hass, Angst, Unsicherheit oder Selbstzweifel hervorrufen. Auch sie werden erst auf Basis eines entsprechenden Gedankens aktiv.

Das Gehirn überwacht nonstop alle körperlichen Prozesse, so auch alle Gefühle. Jedes Gefühl triggert einen dazu passenden Gedanken und so ergibt sich eine permanente Wechselwirkung aus Gefühlen und Gedanken. Den daraus resultierenden, vorherrschenden Seinszustand nennen wir unsere Persönlichkeit.

"Wir denken 60.000 bis 70.000 Gedanken am Tag. Neunzig Prozent davon sind identisch mit den Gedanken von gestern. Dieselben Gedanken führen zu denselben Entscheidungen, dieselben Entscheidungen führen zu denselben Verhaltensweisen, diese wiederum verursachen dieselben Erfahrungen. Das Ergebnis dieses Kreislaufes nennt man dann eine Persönlichkeit, welche solange unverändert bleiben wird, wie sie an denselben Gedanken festhält."

- Blogeintrag von J. Dispenza (https://is.gd/hYsmN8)

Ein Gedanke mag am Anfang bewusst gedacht sein. Wird er aber regelmäßig wiederholt, so entwickelt sich daraus ein unbewusstes, automatisch ablaufendes Programm.

Um dies mit einem praktischen Beispiel zu beschreiben: Nehmen wir eine Person, die in einem Gedanken- und Gefühlskarussell mit der Überschrift "Unsicherheit" feststeckt. In dem Augenblick, in dem sie denkt "Ich bin nicht gut genug, nicht klug genug, nicht wertvoll genug, etc.", schüttet ihr Gehirn Botenstoffe aus, die das Gefühl von Unsicherheit hervorrufen. Sie fühlt jetzt, was sie soeben dachte. Dieses Gefühl regt das Gehirn in der Folge an, wiederum dazu passende Gedanken zu denken. Man könnte sagen, es findet ein endloses Pingpong Spiel zwischen der Gefühlsebene und der Gedankenebene statt. Bemerkenswert ist dabei der Umstand, dass, wenn ein solches Muster sehr oft wiederholt wird, der Körper tatsächlich die Steuerung des Denkens übernimmt, also das Gehirn gewissermaßen auf Autopilot schaltet.

"Je mehr wir dieselben Gedanken denken, die daraufhin Botenstoffe ausschütten, welche im Körper entsprechende Emotionen auslösen, umso mehr beeinflussen wir den Körper physisch. Abhängig davon, was wir mit welcher Intensität denken, modellieren wir unsere Gesundheit, unsere Entscheidungen und am Ende unser gesamtes Leben."

- Joe Dispenza

Zurück zu den Gemeinsamkeiten der von Dispenza interviewten Personen, die Spontanremissionen erlebt hatten: Alle hatten durchschaut, dass ihre vorherrschenden Gedanken nicht nur schlecht dazu geeignet waren, den Heilungsprozess zu unterstützen, sondern eventuell sogar der ursächliche Auslöser für die Krankheit gewesen sein könnten.

Manche von ihnen sahen in ihrer Innenwelt ein Computerprogramm, das selbständig im Hintergrund ablief. Sie schlossen daraus, dass, wenn sie selbst der Programmierer waren, so müssten sie diese Programme auch beeinflussen, beziehungsweise löschen können.

Das Um- beziehungsweise Neu-Programmieren nennt man in der Wissenschaftssprache "Hebbianisches Lernen". Einfach formuliert untersucht dieser Zweig, welche biochemischen Prozesse dem Lernen und Speichern von Information zugrunde liegen. All dies kann auf eine einfache Formel heruntergebrochen werden: Gemeinsam aktive Gehirnsynapsen verdrahten sich in dem Maße, wie sie gemeinsam "feuern". Das bedeutet, je öfter ein Gedanke auf einer bestimmten "Neuronen Straße" verläuft, umso besser wird diese ausgebaut. Diese Erkenntnis ist relativ neu, sie brachte dem Amerikaner Eric Kandel, der neurologische Prozesse während Lernvorgängen untersuchte, im Jahr 2000 den Nobelpreis ein.

In einfachen Worten: Gedanken, die oft gedacht werden, bekommen stärkere Nervenverbindungen, sodass sie leichter oft gedacht werden können. In diesem Zusammenhang sei erwähnt, dass im Durchschnitt 70% der Gedanken eines Menschen flüchtig oder trivial sind, 27% einen negativen und nur 3% einen positiven Inhalt haben.

Eine weitere Gemeinsamkeit der Spontan-Geheilten bestand darin, dass sie einerseits alle Gewohnheiten in Frage stellten und prüften, ob diese für eine gesündere Zukunft förderlich seien. Dies schloss Essgewohnheiten genauso ein wie eine Analyse des sozialen Umfelds, der Fernsehgewohnheiten oder die eigene automatische Reaktion auf alltägliche Ereignisse. Ihnen war klar, dass sie an den alten Routinen nicht länger festhalten konnten, wenn sie radikal andere Lebensumstände herbeisehnten. Sie kapselten sich vom gewohnten Umfeld und den alltäglichen Abläufen ab, verbrachten viel Zeit alleine mit Innenschau und stellten sich eine Vielzahl von "Was wäre, wenn"- Fragen:

Was wäre, wenn ich einfach aufhören würde, diesem traumatischen Ereignis so viel Raum zu geben und es als Anlass zu nehmen, schlecht drauf zu sein? Was wäre, wenn ich kein leidendes Opfer mehr sein würde? Was wäre, wenn ich Ängste, Groll und Zorn einfach abstreifen könnte, wer bliebe dann übrig?

Sie analysierten darüber hinaus Verhalten und Einstellungen von Menschen, die sie bewunderten und zu denen sie aufschauten. Welche Einstellungen, und Verhaltensweisen könnte man übernehmen? Welche Charaktereigenschaften prägten das Verhalten dieser Menschen und auf welchen Erlebnissen basierten diese? Welche Bücher würden diese Vorbilder lesen, welche Filme würden sie anschauen, wie wären wohl ihre Ess- und Trinkgewohnheiten? Auf welche Weise erreichten und pflegten sie erstrebenswerte Eigenschaften wie Ausgeglichenheit, Kreativität und Optimismus? Kurz: Wie tickte dieses Vorbild?

Jede freie Minute verbrachten die später Spontan-Geheilten damit, ihre eingefahrenen Programme zu analysieren, Ungewolltes, das dem Gesundwerden garantiert nicht dienlich war, konsequent wegzulassen und förderliche Verhaltensweisen und Ideen kontinuierlich mental zu integrieren.

Diese mentale "Probe der Zukunft" wurde nicht als lästig empfunden, oder als etwas, das große Disziplin erforderte. Es wurde von den Praktizierenden als freudvolle und befreiende Beschäftigung erlebt.

Viele begannen als Resultat dieses inneren Prozesses ein neues Leben, beispielsweise mit einem anderen Freundeskreis oder Partner, einer neuen Tätigkeit, einem Ortswechsel, neuen Hobbys, wohltätigen Aktivitäten, mehr Zeit alleine, mehr Zeit in der Natur, weniger vor dem Fernseher, gesündere Ess- und Schlafgewohnheiten und/oder regelmäßiger Meditation, etc.

Kurz zusammengefasst: Sie wurden diejenige Person, die sie sein wollten. Und als "kleiner Nebeneffekt" verschwand ihre schwere Krankheit.

Die ausführliche Aufarbeitung der Interviews sind in Dispenzas Buch "Du bist das Placebo", das ein internationaler Bestseller wurde, nachzulesen.

Über Genetik & Quantenphysik

> *"Gene bestimmen nicht alles. Deren Aktivität lässt sich steuern, und zwar nicht zuletzt durch unseren Lebenswandel. Damit besitzen wir eine bislang ungeahnte Macht über unser körperliches und seelisches Wohlergehen."*
>
> *- Dr. Peter Spork*

Die Genetik eines Lebewesens wurde noch bis vor kurzem als unveränderbar angesehen. Die Aussage: "Diese Krankheit haben Sie aufgrund Ihrer Gene." impliziert, dass das Problem unveränderbar ist, dass also der Körper von Geburt an sozusagen einen nicht behebbaren Softwarefehler hat.

Die neuesten Erkenntnisse der Epigenetik zeigen jedoch, dass Gene zu mindestens 85% von ihrer Umwelt beeinflusst werden, und damit sehr wohl veränderbar sind.

Gene sind für die Herstellung von Proteinen verantwortlich, wobei diese Proteine als essentielle Bausteine des Körpers die Struktur und Funktion desselben bestimmen.

Jetzt kommt der wichtige Punkt: Jemand, der seinen Lebenskosmos Tag für Tag auf dieselbe Weise interpretiert, also dieselben Gedanken denkt, dieselben Emotionen wahrnimmt und dieselben Handlungen vollzieht, belässt sämtliche biochemischen Abläufe gleich und somit auch seine genetische Struktur unverändert. Wenn wir sagen, etwas ist "genetisch bedingt", dann meinen wir in den meisten Fällen, dass es umweltbedingt ist, wobei sich das vor allem auf die "innere Umwelt" eines Menschen bezieht.

Das führt uns zu folgender Frage: Ist es möglich, den Genen eine andere Umwelt zu bieten? Die Antwort lautet: Ja, und um dies zu erreichen, reicht es bereits aus, ein spezifisches Gedankenumfeld zu kultivieren.

Denn weder Ihr Gehirn noch Ihr Körper machen einen Unterschied zwischen inneren und äußeren Vorgängen. In anderen Worten, Ihre Körperchemie pendelt sich in Richtung "lebensbejahend" ein, egal, ob Sie sich die Auflösung dieser oder jener belastenden Disharmonie nur im Inneren vorstellen, oder aber ob dies im Äußeren tatsächlich geschehen ist.

Wie funktioniert das? In dem Moment, in dem Sie sich in Ihrer Vorstellung einer klaren Intention mit der korrespondierenden positiven Emotion hingeben, erfolgen dieselben biochemischen Reaktionen, als ob Sie das Vorgestellte tatsächlich erleben würden. Für dauerhafte Veränderung in Richtung erwünschter Lebensumstände reicht es aber nicht, diese mal kurz einzublenden. Damit krankmachende Gene herunterreguliert und gesundheitsfördernde stimuliert werden, müssen Sie die Wunsch-Situation so oft wie möglich auf die Leinwand Ihres Bewusstseins projizieren.

Wenn Sie am Morgen aufwachen und dieselben Personen an den altbekannten Orten sehen, die exakt dieselben Dinge tun wie sonst auch, und zwar zur gleichen Zeit wie immer, dann ist es nicht so, dass Sie Ihre Lebensumstände definieren, sondern umgekehrt. Sie haben all diese Dinge in immer gleicher Weise getan und daraufhin jedes Mal diese spezifischen Emotionen empfunden. Der Körper ist in einen Automatismus verfallen, der dafür sorgt, dass die Umwelt auf unbewusster Ebene definiert, wie Sie denken und fühlen. Sie wachen am Morgen auf und Ihr erster Gedanke ist: "Wo sind meine Schmerzen?"

Nicht selten wird man auf diese Weise förmlich süchtig nach unerwünschten Lebensumständen.
Dispenza erklärt dazu:

> *"Jede Person, jedes Ding, jeder Ort und jede Erfahrung ist mit einem neurologischen Muster in Ihrem Gehirn verknüpft. Jedes Erlebnis, das Sie mit einem Menschen in Verbindung bringen, produziert eine Emotion. Der Körper genießt es, eine vertraute Emotion wieder und wieder zu empfinden, selbst wenn diese unangenehm ist. Und so kann man zum Beispiel seinen Chef dafür benutzen, um seine Abhängigkeit nach Verurteilung zu befriedigen. Oder seinen lieblosen Partner, um die Abhängigkeit von Abgewertet-Werden zu befriedigen."*

Daraus ergibt sich oft das vorher beschriebene Pingpong-Spiel zwischen Körper und Gehirn, zwischen Emotion und physischer Reaktion.

In anderen Worten: Wir haben uns in unserer eigenen kleinen Schachtel eingesperrt, einer Schachtel mit Wänden aus Einstellungen, Emotionen und Gefühlen.

Bei jemand anderem wird uns relativ schnell klar, in welcher Art Schachtel diese Person lebt, also inwiefern sie sich selbst limitiert. Glaubenssätze, Gefühlsmuster oder vergangene Traumata werden beispiels-weise durch Körpersprache, Stimmklang oder Wortwahl förmlich ausgestrahlt.

Wie kann es jedoch gelingen, die Beschränktheit der *eigenen* Schachtel zu überwinden? Gibt es dafür eine verlässlich funktionierende Technik?

> *"Sobald Sie die Realität als Quantenmodell verstehen, erkennen Sie, dass alle Probleme, Situationen und Herausforderungen durch eine bestimmte Art Bewusstsein,*

beziehungsweise Unbewusst-Sein erzeugt werden."
- Joe Dispenza

Ein Grundprinzip der Quantenphysik besagt, dass alle Materie, wenn sie in kleinstmögliche Teile zerlegt wird, ein vibrierendes Energiefeld ist. Die Teilchen existieren in Wellenform (das entspricht *allen* vorstellbaren Möglichkeiten), und nehmen erst durch einen Beobachter eine feste Position (das entspricht *einer bestimmten* Möglichkeit) ein.

Unser Universum verbirgt also das Potenzial jeder vorstellbaren Realität. Durch unsere Beobachtungen reduzieren wir dieses Potenzial auf eine einzige Realität. Und da unsere Beobachtungen aus unserem Gehirn stammen, ist Glück oder Unglück im Grunde genommen immer das Produkt unseres Denkens.

Obwohl Dispenza versucht, Heilwirkung durch quantenphysikalische Phänomene zu erklären, möchte ich an dieser Stelle aus zwei Gründen nicht näher darauf eingehen:

1. das Thema ist für einen menschlichen Verstand schwer zu verstehen. Selbst Erkenntnisse und Theorien spezialisierter Forscher werden immer wieder durch neue widerlegt. Nur als kleines Beispiel: 1997 bewies der österreichische Physiker Anton Zeilinger den Effekt der Quantenteleportation. Dieser wurde noch von Einstein für abwegig gehalten.
2. Dispenza musste jede Menge Kritik für einige seiner Herleitungen einstecken. Um zu verifizieren, wer Recht hat, müsste man vom Fach sein. Unabhängig von quantenphysikalischen Erklärungsmodellen hat es Dispenza aber geschafft, tausenden Menschen zu einem lebensverändernden Durchbruch zu verhelfen. Diese Leistung sollte auch durch eventuelle wissenschaftliche Unschärfen nicht geschmälert werden.

Lassen Sie uns also zusammenfassen: Veränderung in eine erwünschte Richtung herbeizuführen, bedeutet, dass wir über unsere vertraute Umwelt hinauswachsen müssen. Dass wir die Trigger, die uns in der Endlosschleife unserer unbewussten Gewohnheiten und unserer negativen Emotionen gefangen halten, anschauen und in der Folge transformieren müssen. Und dass wir eine erwünschte Zukunft solange proben müssen, bis diese eintritt.

Ein hervorragendes Werkzeug, um dies zu erreichen, ist laut Dispenza die Meditation.

Meditation: Potential und Stolpersteine

Dispenza empfiehlt, den Körper einmal so wie Ihren Hund zu behandeln und ihm zu befehlen, einfach nur still zu sitzen und die Augen zu schließen. Koppeln Sie sich für einen Moment von Ihrer Umwelt ab, tun Sie die üblichen Dinge nicht und stellen Sie die normalen Bedürfnisse und Abläufe hintan. In einem meditativen Zustand gelangen weniger sensorische Informationen an Ihr Gehirn, schließlich sind Ihre Augen geschlossen und auch die anderen Sinnesorgane weitgehend inaktiv. Dadurch ergibt sich die Chance, bekannte Bilder und Muster durch neue zu ersetzen, also die Kinoleinwand quasi zu leeren, um jetzt ein Wunschbild darauf zu projizieren und es mit einer positiven Emotion aufzuladen.

Wie ein Tier, das einen Lernprozess durchläuft, und dabei immer wieder “aussteigen” will, wird auch der Körper wieder den Verstand übernehmen und Vertrautes tun und fühlen wollen. Jeder Meditierende kennt das.

Aber Sie lassen während der Meditation nicht mit sich handeln. Jetzt sind Sie als Bewusstsein der Boss und der Verstand wird erst wieder von der Leine gelassen, wenn die

Übung beendet ist. Dadurch wird Ihr Wille plötzlich mächtiger als das Programm und wenn Sie diesen Vorgang regelmäßig wiederholen, ändert sich das Programm in die von Ihnen gewünschte Richtung.

> *"In dem Moment, wo der Körper nicht mehr den Verstand kontrolliert, wird eine enorme Energie verfügbar, befreien wir uns von den emotionalen Ketten, die uns in einer vertrauten Vergangenheit gefangen halten."*
>
> *- Joe Dispenza*

Das Problem mit der Meditation ist folgendes: Egal wie tief man in den Entspannungszustand versunken ist, egal wie kraftvoll und lebendig die Visualisierung ist, egal welche positiven Effekte sonst noch auftreten, all das kann eines nicht verhindern: nämlich dass man sich, sobald man aus der Meditation herauskommt, immer noch in genau den alten limitierenden Umständen wiederfindet wie vor der Meditation. Die Wirklichkeit, die der Meditierende versucht zu kreieren, ist wieder in eine entfernte Zukunft gerückt. Es ist, als ob man vom Leben geradezu angeschrien wird: "Es gibt kein Entrinnen!!"

Die Wahrnehmung, nicht zu haben, was man will, triggert genau die Emotionen, die den Mangel noch verstärken. Frustration, Ungeduld, Selbstzweifel und Selbstverurteilung verfestigen das Gefühl des Abgetrennt-Seins von der Wunsch-Zukunft.

Aber: Der Trick ist es nicht aufzugeben. In der Meditation schlüpft man in sein neues Selbst, um anschließend – dies ist nichts Außergewöhnliches – wieder in das alte zurückzufallen, das nach dem Drehbuch der Vergangenheit spielt, in dem profunde Veränderung nicht vorgesehen ist. Nach dem Motto, drei Schritte vorwärts, drei zurück. Wer jedoch dabei bleibt, sich wieder und wieder bewusst macht, dass nicht die Materie den Geist beeinflusst, sondern umgekehrt, dies jedoch mit zeitlicher Verzögerung passiert, wird laut Dispenza unweigerlich Fortschritte in die gewünschte Richtung machen.

Um diesen Vorgang zu beschleunigen, empfiehlt er, gewohnte Routinen bewusst zu durchbrechen. Beginnen Sie mit Kleinigkeiten. Nehmen Sie einen anderen Weg zur Arbeit, schreiben Sie mit der anderen Hand als der gewohnten, tun Sie alltägliche Dinge schlichtweg anders als sonst. Dies zwingt Sie, langsamer vorzugehen und Ihre Wahrnehmung für unbewusst ablaufende Programme zu trainieren. Indem Sie sich selbst beim Leben beobachten, kommen Sie mehr in den gegenwärtigen Augenblick, werden achtsamer, nehmen das wahr, was sonst unbewusst von einem inneren Programm erledigt wird. Und dieser neue Fokus überträgt sich auf immer mehr Lebensaspekte.

Wenn Ihr Herz offen ist und Sie von höheren Emotionen beflügelt durchs Leben gehen, dann strahlen Sie auch über Ihr feinstoffliches Feld aus, dass Sie "Es" bereits haben. Sie haben Ihren Körper mit dem Energiefeld des Gewünschten in Übereinstimmung gebracht, Ihre persönliche Schwingung ist nun synchron mit Ihrer ersehnten Zukunft. Plötzlich tauchen "Zufälle" und Gelegenheiten auf, die Sie dieser Zukunft Schritt für Schritt näherbringen. Alles was Sie tun müssen, ist, den Prozess kontinuierlich durchzuziehen. Das Ziel der Meditation, beziehungsweise des achtsamen Beobachtens im Alltag ist schließlich, Sie mit den Gefühlen, Intentionen und Energien der Ideal-Zukunft vertraut zu machen, bis Sie sie erreicht haben.
Aber das ist leichter gesagt als getan.

Solange wir uns in einem harmonischen Umfeld befinden, ist das Beobachten und das Gewahrsein des eigenen Verhaltens nicht besonders schwierig. Sobald sich jedoch jemand im Straßenverkehr wieder einmal rücksichtslos benimmt, oder der Arbeitskollege alleine durch seine Anwesenheit nervt, fallen wir allzu gerne in die alten Muster zurück. Wir werden wieder zu unserer alten Persönlichkeit, die sich in den gewohnten Lebensumständen wiederfindet und nach den alten Mustern tickt. Unsere Energien haben sich wieder an den altbekannten Gedanken und Gefühlen ausgerichtet, und die willkommenen Zufälle und Gelegenheiten verschwinden.

Dispenza fordert daher dazu auf, das Ziel der Meditation entsprechend auszurichten:

> *"Fokussieren Sie in der Meditation nicht auf ein bestimmtes Ergebnis. Fokussieren Sie vielmehr darauf, ununterbrochen in der Energie zu bleiben, die das Ergebnis möglich macht."*

Eine andere Möglichkeit, der Meditation einen Turbo-Schub zu geben, sind Gruppen-Sessions. Dadurch, dass man zeitgleich mit anderen, die das gleiche Ziel verfolgen, meditiert, entsteht eine Art übergeordnetes Kraftfeld mit ungeheurer Intensität. Dies wurde ja bereits in Kapitel 1 ausführlich besprochen.

Am Ende des Kapitels finden Sie einen Link zu ausgesuchten Heil-Meditationen.

Kohärenz-Zustände - die Herzenergie bewusst regulieren

Wer Dispenzas Bücher liest oder seine Workshops besucht, wird den Begriff "Herzkohärenz" sehr oft hören. Über alle Kulturen und Zeiten hinweg wird das Herz als Symbol und Quelle von Gesundheit, Weisheit und Intuition verstanden. In den Momenten, in denen wir mit dem inneren Wissen des Herzens verbunden sind, kann diese Weisheit als Quelle für Liebe und höhere Führung genutzt werden. Darüber hinaus ist das Herz nicht nur ein Muskel oder eine physische Pumpe, die das Blut durch unseren Körper bewegt, sondern auch ein Organ, das in der Lage ist, die eigenen Emotionen,

Einstellungen und die Entscheidungsfähigkeit zu beeinflussen und zu steuern.

Fast jeder kennt die erhöhten Gefühle der Herz-Liebe, des Mitgefühls, der Dankbarkeit, der Freude, der Verbundenheit und so weiter. Das Problem ist, dass diese erhöhten Emotionen des Herzens im Normalfall von einem äußeren Ereignis abhängig sind.

> *"Was wir jedoch bei der Untersuchung der vielen Facetten des Herzens gefunden haben, ist, dass wir unsere inneren Zustände tatsächlich unabhängig von den Bedingungen in unserer äußeren Umgebung regulieren können. Jedoch erfordert dies konsequente Übung."*
>
> *- Joe Dispenza*

Um Dispenzas Philosophie konkret zur Heilung zu nutzen, beziehungsweise eine erwünschte Zukunft zu manifestieren, müssen Sie es schaffen, einen Einklang (Kohärenz) zwischen Gehirn und Herz herzustellen.

Dazu verbinden Sie eine klare Absicht, generiert durch Gedanken im Gehirn, mit einer erhöhten Emotion, die aus dem Herzen kommt.

Es ist die Verbindung dieser beiden "Zutaten", der Absicht und der Emotion, die bewirkt, dass messbare physische Veränderungen erfolgen, die einen Menschen vom Leben in einer vertrauten Vergangenheit zum Leben in einer erwünschten Zukunft bewegen.

Diese physischen Veränderungen äußern sich unter anderem in niedrigerem Blutdruck, einem balancierten Nervensystem und ausgeglichenerem Hormonhaushalt, sowie einer verbesserten Gehirnleistung. Außerdem erhalten Sie im Zustand der kohärenten Versenkung Zugang zu Ihrer Intuition und zu einem profunden Verständnis für sich selbst und andere. Sie sehen die Dinge, wie sie wirklich sind.

Alles beginnt mit der Schaffung von Herzkohärenz durch

das Kultivieren erhöhter Emotionen wie Dankbarkeit, Wertschätzung, Inspiration, Freiheit, Offenheit, Fürsorge, Mitgefühl, Liebe, oder der Freude am Dasein.

In dem Moment, in dem Sie sich tief aus Ihrem Herzen heraus derartigen Empfindungen hingeben, werden Sie laut Dispenza zum Schöpfer Ihrer Realität und hören gleichzeitig auf, ein Opfer vergangener Umstände zu sein. Dies ist der Prozess, durch den wir eine neue persönliche Realität schaffen.

Seit 2013 treibt Dispenza großen technischen Aufwand, um die beschriebenen Mechanismen physisch zu messen und damit letztendlich zu beweisen.

Dafür wurden Kooperationen mit Personen, Teams und Institutionen gegründet, die in diesem Feld mit dem Ziel forschen, die beschriebenen Prozesse mit wissenschaftlich exakten Messungen zu untermauern.

Unter anderem wurden während Gruppenmeditationen Hirnstrommessungen durchgeführt, die teilweise Werte zutage brachten, die normalerweise nur bei Epilepsie-Patienten während eines Anfalls auftreten. Tatsächlich hatten die Probanden jedoch “nur” ein profundes inneres Erleben.

Mittels eines GDV-Gerätes (Gas Discharge Visualisation) wurde einerseits die Raumenergie während eines Workshops durchgehend gemessen, andererseits die Chakra-Energien individueller Teilnehmer sichtbar gemacht. Die Messungen des Raumes ergaben, dass das Energieniveau während der ersten beiden Workshop-Tage gegenüber dem Normalwert abfällt, während der folgenden Tage jedoch stark ansteigt. Dies wird so erklärt, dass die Teilnehmer anfangs keine kohärente Gruppe darstellen, viele noch innerlich unbalanciert sind und so Raumenergie abziehen. Sobald die Gruppenkohärenz hergestellt ist, wird quasi Energie produziert, welche nicht nur im Raum mittels GDV-Gerät messbar ist, sondern sogar an andere Menschen gesendet und dort via Hirnstrommessungen sichtbar gemacht werden kann. Dies stimmt mit den Ergebnissen vieler in Kapitel 1 und 2 zitierter Experimente überein.

Dispenzas Team kooperierte auch mit dem Heartmath Institute in Arizona, dessen Forschungen sich ausschließlich um die unbekannten Funktionen, Fähigkeiten und Möglichkeiten des Herzens drehen. Auf der Website des Heartmath Institutes finden sich Bilder von Messungen der Herzratenvariabilität, welche die feinen Schwankungen zwischen Pulsschlägen untersucht. Man kann anhand der so entstehenden Kurven sehr schön ablesen, wie sich emotionale Zustände im Körper widerspiegeln, und wie sich diese durch bewusstes Empfinden von bestimmten Emotionen steuern lassen.

Man hat auf diese Weise festgestellt, dass das Immunsystem einer Person, die vier Tage hintereinander für mindestens 15 bis 20 Minuten täglich in positiven Emotionen "badet", signifikant höhere Mengen an wichtigen Antikörpern (Immunglobulin A) produziert. Dies ist nur ein Beispiel von vielen, das zeigt, wie Sie mit aus dem Herzen gefühlten Emotionen gesundheitsförderliche Reaktionen hervorrufen, also in anderen Worten ausgedrückt, sich selbst heilen können.

Im Rahmen der mehrtägigen Dispenza-Workshops wurden auch immer wieder aufwendige Messungen an dutzenden von Personen gleichzeitig durchgeführt, um den Gruppeneffekt von Herzkohärenz zu erforschen. So konnte beispielsweise gezeigt werden, dass, wenn es Menschen gelingt, Herzkohärenz innerhalb ihrer Gruppe herzustellen, und aus diesem Zustand heraus positive Emotionen an eine andere Gruppe zu senden, auch die Empfänger in einen messbaren Zustand von Herzkohärenz gelangen.

Man kann also sagen, dass die Qualität des Herzschlages unseren Gesundheitszustand direkt beeinflusst. Ein harmonischer Puls trägt maßgeblich zur Stressreduktion bei. Er versorgt uns mit mehr Energie und bringt uns in einen

Zustand, in dem wir emotional, psychisch und physisch besser funktionieren.

Die Erklärung dafür ist folgende: Der Körper nimmt an, dass die Emotion, der Sie sich hingeben, von einem tatsächlichen Ereignis in der Außenwelt getriggert wurde. Man sollte es sich also zur Gewohnheit machen, täglich in Herzkohärenz zu gehen und eine hochschwingende Emotion mit einer klaren Intention zu verbinden.

Zugegeben, es gibt auch Kritiker, die behaupten, dass nicht alle Messungen und die sich daraus ergebenden Schlussfolgerungen Dispenzas einer strengen wissenschaftlichen Prüfung standhalten. Doch wer heilt, hat recht, und wenn man Drittmeinungen zu Dispenzas Arbeit researcht, dann finden sich letztlich nur wenige ernstzunehmende Kritiker. Am meisten wird ihm angelastet, dass er sich mitunter als Arzt und Wissenschaftler präsentiert, was er beides nicht ist. Zum anderen seien nicht alle Erklärungen der auftretenden Effekte durch quantenphysikalische Vorgänge wissenschaftlich wasserdicht.

Aber: Auf Joe Dispenzas-Youtube Kanal finden sich über 400 Beiträge von Menschen, die bei den Workshops dabei waren und über Spontanheilungen oder deutlich spürbare Heilungsfortschritten berichten. Dabei werden so schwere Krankheiten wie Parkinson, Krebs und Lähmungen erwähnt.

Aber auch Teilnehmer, die keine sensationellen Heilungserfahrungen vor Ort gemacht haben, schreiben oft über die profunden, lebensverändernden Einsichten, die sie durch Dispenzas Arbeit gewonnen haben.

In 5 Schritten zu Herzkohärenz:

1. **Abschalten**
   Ziehen Sie sich mindestens einmal täglich zurück, um sich zu zentrieren und Ruhe zu finden. Idealerweise tauchen Sie in die Harmonie unberührter Natur ein, oder Sie sind in einem Raum, in dem tiefe Entspannung möglich ist. Schalten Sie Mobiltelefon, Computer, Radiogerät oder Fernseher ab und stellen Sie sicher, dass Sie ungestört sind.
2. **Atmen und den gegenwärtigen Moment wahrnehmen**
   Wenn Sie zentriert sind, haben Sie mehr Kraft, Neues zu kreieren. Der Verstand bezieht seine Daten immer aus der bekannten Vergangenheit und baut daraus eine vertraute Zukunft. Das ist in Ordnung so, aber in diesem Moment sind Sie einfach nur im Jetzt. Atmen Sie ruhig und lassen Sie jegliche Alltagssorgen für die nächsten paar Minuten los.
3. **Sehen Sie Ihr zukünftiges Ich**
   Stellen Sie sich folgende Frage: "Was will ich in meinem Leben?" Nehmen Sie sich Zeit, diese Frage detailliert zu beantworten. Überlassen Sie in diesem Moment das Ruder Ihrer innewohnenden Schöpferkraft. Welche Gefühle werden Sie fühlen, wenn Sie an Ihrem Ziel angekommen sind? Tauchen Sie tief in diese Gefühle ein und erleben Sie sie mit allen Sinnen.
4. **Schlüpfen Sie in die Rolle Ihres zukünftigen Ichs**
   Gleich einem guten Schauspieler, der auf der Bühne zu seiner Rolle *wird,* anstatt sie nur zu spielen, übernehmen Sie nun alle Eigenschaften und Emotionen Ihres idealen zukünftigen Ichs. Wenn Sie aus dieser Entspannung wieder heraustreten, werden Sie denken, fühlen und handeln wie Ihr ideales Ich. Sie werden die Kleidung Ihres neuen Ichs tragen, dieselben

Orte aufsuchen, die gleiche Nahrung zu sich nehmen und dieselben Menschen treffen. Sie werden genau so atmen, sich so bewegen und so kommunizieren.

5. **Lassen Sie Ihr altes Ich los**
   Eine neue Zukunft kann sich nicht manifestieren, solange Sie an vergangenen Emotionen, Mustern und Verhaltensweisen festhalten. Entscheiden Sie, welche Gedanken künftig erlaubt sind, und schreiben Sie diese auf. Welche unbewussten Handlungen, negativen Einstellungen oder Menschen stehen Ihren Zielen entgegen? Auf welche Art kommunizieren Sie? Sind Ihre Worte gespickt mit Beschuldigungen, Ärger oder Missgunst? Geben Sie traumatischen Erlebnissen wieder und wieder neue Energie? Bemitleiden Sie sich selbst, oder haben Sie eine Menge Ausreden und Erklärungen für Ihre jetzige Situation? Bringen Sie all dies in Ihr Bewusstsein und schmeißen Sie weg, was in Ihrer idealen Zukunft nichts mehr verloren hat.

Aus diesem Kapitel abgeleitete **Techniken** zur Unterstützung von Heilung:

- Der unbedingte Wille, alle eigenen Kräfte in die Waagschale zu werfen, um wieder zu gesunden, ist essentiell. Erlauben Sie sich nicht aufzugeben, ehe das Ziel erreicht ist.
- Manche Gedanken können Sie krankmachen, während andere Gesundheit begünstigen. Gewichten Sie den inneren Monolog entsprechend.
- Wenn vergangene Lebensumstände zu Krankheit geführt haben, dann ist der Schluss zulässig, dass andere Lebensumstände förderlicher für Ihre Gesundheit sind. Misten Sie aus.
- Nehmen Sie sich täglich mindestens 10 Minuten Zeit, um Herzkohärenz zu üben und sich währenddessen mit allen Sinnen im erwünschten Lebensumfeld zu erleben.

Buchempfehlung zu diesem Kapitel
Schöpfer der Wirklichkeit, Dr. Joe Dispenza, Koha Verlag
Du bist das Placebo, Dr. Joe Dispenza, Koha Verlag
Ein neues Ich, Dr. Joe Dispenza, Koha Verlag

Heil-Meditationen
eine ganze Reihe ausgesuchter Heil-Meditationen, mit Titel wie zB: „Heilkraft lenken“, „Die innere Symphonie“, „Hingabe an Gott“, „Mentale Entgiftung“, „Engelsmassage“ und andere finden Sie hier:
https://selfhealing.academy/meditationen/

Heilmethode Nr 5

Die Tepperwein-Methode: Die Botschaft des Körpers verstehen

Kurzbeschreibung: Krankheit wird als Erinnerung des Körpers interpretiert, dass etwas in Disharmonie geraten ist. Tepperwein erklärt, wie man diese Botschaft versteht, anerkennt und über verändertes Verhalten befolgt, wodurch die Krankheit von selbst verschwindet
Wirkebene: mental
Schwierigkeitsgrad: hängt von der Bereitschaft ab, sich als Schöpfer aller Lebensumstände zu sehen
Voraussetzungen: Kausalität für Krankheit anerkennen
Besonderheit: Die Methode transformiert Ihren Blickwinkel auf Krankheit und die Ihnen zur Verfügung stehende Wege zur Gesundung

Die wichtigsten **Ideen** aus der Lehre Tepperweins:

- Sie sind weder Ihr Körper noch Ihr Verstand, sondern dies sind nur Ihre Erfahrungsinstrumente. Was Sie wirklich sind, ist ein ungetrennter Teil des einen Seins. Als dieser begeben Sie sich in eine unvollkommene Welt, um zu erkennen, dass Sie in Wahrheit vollkommen sind.
- Das Leben ist ein Spiel. Es geht dabei aber nicht darum zu gewinnen, sondern um die pure Freude am Spielen.
- Eventuell unangenehme Ereignisse sind immer eine Chance zum Besseren.

- Ihr Körper ist Ihr treuer Diener, der jedes Ungleichgewicht durch einen Schmerz oder eine Disharmonie anzeigt. Je länger diese Botschaft des Körpers ignoriert wird, umso vehementer fällt sie aus.
- Der Mensch hat zwei Möglichkeiten, ein Leiden aufzulösen: Einmal den Weg des Durchlebens einer Krankheit oder eines Schmerzes, oder aber den Weg der Erkenntnis. Diese Erkenntnis bezieht sich zum einen auf die Ursache des Schmerzes, zum anderen auf die Wahrnehmung, als wer ich lebe (Körper oder Bewusstsein). Kein Weg ist besser als der andere.
- Gesundheit sollte nicht erst ein Thema werden, wenn sich Krankheit bereits manifestiert hat. Idealerweise fragen wir uns bei allem, was wir tun: "Ist das jetzt gesund für mich?"

"Hinter jedem Problem steckt eine Frage, die beantwortet werden will."

- Michael Bernard Beckwith

Der Deutsche Kurt Tepperwein ist einer der besten Lebenslehrer im Allgemeinen und das Thema Selbstheilung betreffend im Besonderen. Bereits 1984 erschien sein Buch "Die Botschaft deines Körpers", ein bis heute aktuelles Werk, das immer wieder neu aufgelegt wird.

Über die Wissenschafts-Hörigkeit

Wenn Sie "Die Botschaft Deines Körpers" gelesen haben und mit Kapitel 4 über Dr. Joe Dispenza und dessen Herangehensweise an das Thema Heilung vergleichen, dann werden Sie feststellen, dass Tepperwein bereits vor 40 Jahren auf die Wechselwirkung zwischen der Innenwelt und den Lebensumständen hingewiesen hat. Der größte Unterschied zwischen den beiden Bewusstseinslehrern ist, dass

Dispenza sich stark bemüht, seine Herangehensweise an Heilung wissenschaftlich zu untermauern, während Tepperwein sich nie viel daraus gemacht hat.

Dabei zeigt Tepperwein durchaus Verständnis für die heutige Wissenschaftsgläubigkeit, denn das rationale Vermessen dessen, was ist, hat die Menschheit seit dem Mittelalter einen großen Schritt vorangebracht. Fakten wurden vom damals so verbreiteten Aberglauben getrennt, alles was nicht beweis- und reproduzierbar war, galt als falsch oder wurde weggelassen.

Aber heute wissen wir, dass die Wissenschaft - so wie auch unsere Sinne - nur einen kleinen Ausschnitt der Wirklichkeit betrachtet, also auch nur diesen messen kann. Was wir als das "sichtbare Lichtspektrum" bezeichnen, ist nur ein winziger Ausschnitt der elektromagnetischen Wellen, die uns umgeben. Der größte Teil bleibt dem menschlichen Auge verborgen. Mit technischen Hilfsmitteln kann man den Bereich zwar erweitern, aber Technik wird ja immer nur für etwas eingesetzt, was man bereits zumindest theoretisch entdeckt hat. Röntgenapparate gibt es erst, seit man Röntgenstrahlen kennt.

So wird diese begrenzte, ehemals nützliche Anschauung der Welt, die alles Nicht-Messbare gleichzeitig als nichtexistent einstuft, zum Hindernis.

Der Körper als Spiegel des Bewusstseins

Tepperweins Lehre beruht auf der Erkenntnis, dass jeder von uns ein Schöpfer ist. Er sagt:

> *"Am Spiegel Ihrer Lebensumstände können Sie ablesen, was Sie in der Vergangenheit erschaffen haben. Und wenn Sie den einen oder anderen Aspekt nicht ideal finden, dann können Sie das ändern. Und zwar sofort."*

Das klingt zunächst einmal wie eine Beleidigung. Wer

würde schon eine Krankheit für sich selbst erschaffen? Laut Tepperwein ist die Krankheit selbst aber nicht das Problem. Sie ist nur eine Aufforderung der Seele, einen bestimmten Lebensaspekt in Ordnung zu bringen. Wird die Aufforderung befolgt und die innere Balance wiederhergestellt, verschwindet die Krankheit ganz von selbst - und zwar ohne, dass sie direkt behandelt werden müsste. Er vergleicht das mit dem leicht verständlichen Bild eines technischen Problems am Auto. Leuchtet die Ölkontrolllampe auf, ist das eine Aufforderung, in eine bestimmte Richtung aktiv zu werden. Erfolgt darauf die richtige Reaktion - es wird also bei nächster Gelegenheit Öl nachgefüllt - erlischt das Warnlicht, ohne dass man an der Lampe selbst etwas verändert hätte. Anstatt dieser Logik zu folgen, sind die meisten Menschen jedoch bestrebt, das Symptom schnellstmöglich "wegzumachen", um dann mit denselben falschen Gewohnheiten weiterzuleben.

> *"Jede Krankheit ist eine 'In-FORM-ation' über nicht lebensgerechtes Verhalten. Die meisten Menschen erkennen Krankheit aber nicht als einen liebevollen Hinweis des Körpers auf eine Disharmonie im Bewusstsein, sondern werten sie als Schicksalsschlag, als Laune der Natur oder als Zufall, der den Einen trifft und den Anderen verschont."*

Laut Tepperwein ist es wesentlich, dass wir den tieferen Sinn unserer Krankheit erkennen, indem wir uns fragen: 'Was bedeutet diese Krankheit für mich? Was will dieses Symptom mir sagen?" Keine Krankheit ist eine Strafe oder eine Verurteilung, sondern immer eine Chance zum Besseren. Ergreift der Betroffene diese Chance jedoch nicht, weil er sie gar nicht als Botschaft erkennt, zwingt er das Leben, entsprechend deutlichere Zeichen zu setzen, um so die "Not-wendige" Reaktion hervorzurufen.

Man kann sich das vorstellen wie das Mahnwesen im Geschäftsleben: Zuerst kommt eine höflich formulierte Zahlungserinnerung in Form eines subtilen Unwohlseins oder eines leichten Schmerzes. Bleibt die Zahlungserinnerung unbeachtet, kommt eine Mahnung und schließlich eine letzte Mahnung. Eine Krankheit manifestiert und verschlimmert sich. Machen Sie immer noch keine Anstalten, die nötigen Schritte in die richtige Richtung zu tun, kommen ein paar starke Herren und holen Ihre Inneneinrichtung ab, in anderen Worten, es werden mehr oder weniger drastische Eingriffe notwendig.

Das Bewusstsein eines Menschen projiziert seinen Zustand auf den Körper, um diesen sichtbar und fühlbar zu machen. Im Tagebuch des Körpers ist die gesamte Lebensgeschichte abzulesen. Selbst die sogenannten Alterskrankheiten sind laut Tepperwein nur eine Information über ungelöste Aufgaben, beziehungsweise eine Folge von Jugendsünden.

> *"Unser wunderbarer 'Botschafter Körper' sagt uns nicht nur, WO wir uns nicht lebensgerecht verhalten, sondern auch, WAS zu tun ist, um wieder ganz in Harmonie mit dem Leben zu sein."*

Der erste Schritt zu wirklicher Heilung ist laut Tepperwein die richtige Diagnose. Das heißt nicht, den lateinischen Fachausdruck für das Symptom zu wissen, sondern die wahren Zusammenhänge zu erkennen und den anderen bzw. sich selbst zu einer heilenden Erkenntnis zu führen. So ist eine gelungene Diagnose bereits die Therapie, die durch „Ein-Sicht“ bereits ihre Heilkraft bereits entfaltet.
Die richtige Antwort auf die Frage des Arztes: 'Was fehlt Ihnen?' müsse immer lauten: 'Eine bestimmte heilende Erkenntnis'.

Tepperwein postuliert die Diagnose als die Therapie der

Zukunft und "Einsicht" als das wahre Medikament, also das universelle Heilmittel. Wenn es dem Therapeuten gelinge, dem Patienten zu dieser Erkenntnis zu verhelfen, sei der wichtigste Schritt für den Heilprozess getan.

Die Voraussetzung dafür ist, dass der Patient auch wirklich die Bereitschaft mitbringt, hinzuschauen und die Botschaft des Körpers in sich zu erkennen. Dies kann durchaus schmerzhaft sein. Viele Menschen wehren sich deshalb gegen die ehrliche Wahrnehmung der Botschaft.
Doch solange eine Unstimmigkeit nicht bewusst angeschaut wird, kann sie nicht geändert und damit auch nicht geheilt werden.

> *"Nicht der Körper lässt Sie im Stich, sondern umgekehrt. Wenn wir gegen ein Gesetz verstoßen, werden wir bestraft, wenn wir unser Auto nicht richtig handhaben, geht es kaputt, und wenn wir unseren Körper falsch behandeln, wird er krank."*

Um die richtige Diagnose stellen zu können, sollten laut Tepperwein folgende drei Bereiche angeschaut und detailliert analysiert werden:

<u>Ort der Erkrankung</u>
Welche Funktion hat der betroffene Körperteil?
Was bedeutet das geistig?
Kann ich dadurch bereits die Aufgabe erkennen?

<u>Art der Erkrankung:</u>
Handelt es sich um einen bakteriellen Infekt, eine sonstige entzündliche Erkrankung, eine Fraktur, eine andere Verletzung? Oder betrifft es den psychischen Bereich?
Was bedeutet das geistig?
Welche Aufgabe beziehungsweise Konsequenz ergibt sich daraus?

Zeitpunkt der Erkrankung:
In welcher Situation war ich in den 2-3 Tagen vor dem Auftreten des Symptoms? Gab es ein einschneidendes Ereignis, auf das ich kurz darauf körperlich oder mental reagiert habe? Ist etwas loszulassen, anzupacken oder aufzulösen?

Es ist hilfreich, das Geschehen mit einfachen Worten, jedoch ausführlich aufzuschreiben. Meist führen die verwendeten Formulierungen und Redewendungen schon zur Krankheitsursache. Die Weisheit der Sprache macht es oft schon möglich, auf Basis des Aufgeschriebenen eine Diagnose zu stellen. Mögliche Schlüssel-Formulierungen sind zum Beispiel:

- Etwas hat mich gekränkt.
- Etwas baut mich nicht auf.
- Etwas war erniedrigend.
- Ich bin ins Schleudern gekommen.
- Ich will das nicht mehr hinunterschlucken.
- Etwas hat mir das Herz gebrochen.
- Ich habe die Nase voll.
- Ich kann das nicht mitansehen.
- Mir geht das an die Nieren.
- Der Fluss kam ins Stocken.
- Mir ist die Lust/die Freude vergangen.
- Jemand ging auf Kollisionskurs.
- Das hab' ich in mich hineingefressen.
- Etwas hat mich aus der Bahn geworfen.
- Ich konnte jemand nicht mehr riechen.
- Ich war von Gram oder Ärger zerfressen.
- Ich muss mich durchbeißen.
- Mir kommt die Galle hoch.
- etc.

Nun stellt sich die Frage:
<u>Was fehlt mir?</u>

Und weiter:
<u>Wozu zwingt mich dieses Symptom?</u>

Jeder Bewusstseins-Inhalt hat eine ganz spezielle Projektionsfläche im Körper. Jedes Organ, jeder Körperteil, jeder Ort hat eine bestimmte Aussage.

Beispielhafte Diagnosen nach der Tepperwein-Methode:

Asthma:
Ort der Erkrankung: Bronchien/Lunge
Art der Erkrankung: Die Bronchien können sich nicht entfalten, irgendeine Energie engt mich ein, nimmt mir die Luft, behindert mich.
Die Botschaft finden:
Ich habe eine Energie in mir, die mich behindert und meiner vollen Entfaltung entgegensteht

In vielen Fällen ist es die mangelnde Abnabelung von einer übersorgsamen oder auch sehr autoritären Mutter. Oder es könnte ein traumatisches Erlebnis in der Vergangenheit sein, über das ich noch nicht hinweg bin.

Der Asthmatiker muss lernen, das Leben an sich heranzulassen, es geschehen zu lassen und durchzuatmen. Er muss von den Dingen frei werden, die ihn bei seiner vollen Entfaltung behindern.

Rückenschmerzen:
Ort der Erkrankung: Die Wirbelsäule, sie gibt Halt. Die Bandscheiben haben eine Pufferfunktion und fangen Belastungen ab.

Art der Erkrankung: Alle inneren Spannungen werden von bestimmten Muskeln, Faszien und Sehnen auf die Wirbelsäule übertragen und so im Außen sichtbar. Häufig sind Menschen betroffen, die sich zu viel aufgebürdet haben und die „die Last nun nicht mehr tragen können“. Die Bandscheiben können nicht mehr ausreichend abpuffern. Oder man ist innerlich haltlos. Falsches Selbstbewusstsein kann sich in übertrieben gerader Haltung zeigen, die ebenfalls zu Spannungsschmerzen führt.

Die Botschaft finden:
Die Wirbelsäule spiegelt alles, was unsere Haltung berührt. Betroffene sollten sich fragen:

<u>Bereich Halswirbelsäule:</u>
Wo bin ich halsstarrig, was hängt mir zum Hals heraus? Was kann ich nicht mehr hinunterschlucken? Ist die Last auf meinen Schultern zu groß?

<u>Bereich Lendenwirbel:</u>
Was in meiner Grundhaltung ist so unstimmig, dass es Schmerzen verursacht? Beruf, Partnerschaft, die Lebenseinstellung allgemein, oder zwinge ich mich dazu, etwas zu akzeptieren, das meiner inneren Haltung entgegensteht?

Gibt es eine verdrängte Enttäuschung, Aggression, Angst oder Demütigung?

Verstopfung:
Ort: Dickdarm. Dieser ist für “Lösung” zuständig. Abstand gewinnen, etwas hinter sich lassen

Art der Erkrankung: Etwas, das nicht mehr gebraucht wird, kann nicht losgelassen werden.

Die Botschaft finden:
An welchen überholten Vorstellungen oder Wünschen halte ich fest? Wo ist der natürliche Fluss zum Stillstand gekommen? Sind entscheidende Lebensumstände zu bereinigen? Gibt es Probleme mit der Vergangenheit?
Fehlt es an der Ruhe, einem stillen Ort?

Das zeitliche Auftreten der Erkrankung ist ebenfalls aufschlussreich und sollte in den Analyseprozess immer dann einbezogen werden, wenn man durch obige Fragen noch keine klare Antwort gefunden hat.

Was geschah in meinem Leben, kurz bevor das Symptom auftrat?

Die gewissenhafte Selbstanalyse ist in den meisten Fällen unkompliziert. Die meisten Menschen wissen genau, was in ihrem Leben der Krankheitsauslöser ist.

Sollte Ihnen das rationale Analysieren Schwierigkeiten bereiten, dann könnten Sie sich einfach vor einen Spiegel stellen und Ihren Körper liebevoll fragen: “Was fehlt Dir? Sag es mir, ich helfe Dir!”

Um eine Krankheitsursache eliminieren zu können, muss diese vom Patienten

1) gesehen,
2) anerkannt und
3) durch verändertes Tun aufgelöst werden.

Es nützt also wenig, wenn ich erkenne, dass mein Partner, der Job, oder der Groll über ein vergangenes Erlebnis mich krankmachen, wenn ich in der Folge alles so lasse, wie es ist.

Grundsätzlich kann eine falsche Lebensgewohnheit und die daraus resultierende Krankheit auf zwei Arten aufgelöst werden. Entweder man durchleidet sie, oder man beschreitet den Weg der Erkenntnis, ändert krankmachende Gedanken, Gefühle und Gewohnheiten und bewirkt somit Heilung - nicht selten auch “spontan”.

Karma

Liegt eine Ursache in einem früheren Leben, ist das Auffinden nicht ganz so einfach. Karma bedeutet: die Tat, das Geschaffene. Ob eine Handlung vor kurzem oder vor sehr langer Zeit, eventuell auch in einem früheren Leben erfolgte, spielt laut Tepperwein keine Rolle. Ich muss mich mit der „Aus-Wirkung“ davon *jetzt* befassen. Es geht immer um Folgendes: Ich bin vom Weg abgekommen, als Folge davon schickt mir das Leben eine Botschaft und ich bin aufgefordert, diese zu verstehen und den entsprechenden Lebensaspekt zu korrigieren.

Stellen Sie sich Karma wie einen Bottich vor, in den alles reinkommt, was Sie tun, bzw. in vergangenen Leben getan haben. Und am Zapfhahn unten kommen die Umstände heraus, in denen Sie sich heute wiederfinden. Diesen Lebensumständen entsprechend führen Sie wieder neue Handlungen aus, die wiederum ins Karma-Gefäß gelangen. Dadurch sind Sie gewissermaßen im Hamsterrad Ihres Lebens gefangen. Aus diesem können Sie nur entkommen, wenn Sie aufhören, “der Handelnde” zu sein, wenn Sie sich einmal erinnern, wer Sie *wirklich* sind, nämlich ewiges, reines Bewusstsein, ein ungetrennter Teil des ewigen Seins.

Dann handeln Sie nämlich nicht mehr, sondern beobachten nur noch.

Und dadurch, dass Sie vom Handelnden zum Beobachtenden werden, gelangen keine neuen Handlungen mehr in den Karma-Bottich. Dieser leert sich nach und nach, und wenn er leer ist, sind Sie frei.

Immer wieder kommt der Einwand, dass kleine Kinder keine falschen Ursachen gesetzt haben können, um schwer zu erkranken. Doch kleine Kinder sind laut Tepperwein in Wahrheit keine kleinen Kinder, sondern alte Seelen wie Sie und ich in einem noch jungen Körper. Jede Seele bringt ihr Karma-Gefäß mit in ein neues Leben, und so kann es sein, dass sich eine bereits in einem früheren Leben gesetzte Ursache in einem jungen Körper manifestiert.

Dann reagieren die Menschen darauf mit Mitleid - für das Kind und auch für die Eltern. Wenn wir aber sehen, dass die Seele bewusst verschiedene Lebenssituationen auswählt, um die unterschiedlichsten Lebensaspekte kennenzulernen, beziehungsweise anstehende Aufgaben zu erledigen, so ist kein Mitleid mehr nötig. Die Seele des Kindes und auch die der Eltern leben einen notwendigen Aspekt aus, erfüllen ein seelisches Bedürfnis und erlösen damit Karma. Aus der Sicht des Kindes ist dies nicht unbedingt ein hartes Schicksal, sondern es ist sogar vorstellbar, dass eine Seele ein Leben in einem eingeschränkt funktionsfähigen Körper braucht, und deshalb regelrecht sucht.

Tepperwein bringt als Beispiel die Seele des Albert Einstein, der ein Leben als genialer Wissenschaftler, als Nobelpreisträger und weltweit gefeierter Prominenter geführt hat. Diese Seele könnte in sich fühlen, dass die seelischen Aspekte in diesem verstandesorientierten Leben viel zu kurz gekommen sind. In der Folge sucht sie sich nun einen schwer behinderten Körper aus, um der Innenschau und dem vom Verstand unbeeinflussten Fühlen so viel Raum wie möglich zu geben. Dieser Körper kann vielleicht nicht viel mehr machen, als in einem Rollstuhl zu sitzen und zu schlafen. Im Außen mag er "behindert" sein, aber dafür spielt die Seele diesmal die Hauptrolle. Aufgrund der körperlichen Beschränkungen gibt es gar keine Möglichkeit, diese Rolle zu verlassen. Und so erlebt dieser Mensch ein für ihn höchst bedeutungsvolles Leben, welches dem Einsteins nicht nur in nichts nachsteht, sondern für die Seele am Schluss sogar noch bedeutender ist. Diese Betrachtungsweise ergibt sich, wenn Sie die Situation als Bewusstsein anschauen und nicht als Verstand.

Als Wer leben Sie?

Im Normalfall leben wir in der Annahme, unser Körper und unser Verstand zu sein. Die Weisheit der Sprache deutet aber schon auf die Unzulänglichkeit dieser Annahme hin. Denn etwas, das "mein" ist, kann nicht ich selbst sein.

Wenn wir geboren werden, haben wir noch kein "Ich". Wir wissen einfach nicht, dass es uns gibt. Da sind andere, da sind Bewegungen, da sind Farben, aber während der ersten drei Monate ist da nichts, an dem man sein „Ich" festmachen könnte. Selbst wenn ein Baby sein Spiegelbild erblickt, weiß es nicht, dass das *sein* Gesicht ist. Aber irgendwann nimmt das Baby wahr, dass es das Geschehen beeinflussen kann. Da gibt es diese kleinen Hände, die es erscheinen und wieder verschwinden lassen kann. Und die man von einer Seite zur anderen bewegen kann, ganz wie man will. Das ist der Zeitpunkt, an dem sich ein Mensch zum ersten Mal als Schöpfer erfährt.

Dies ist ein großer Schritt in der Entwicklung, und so ist es nicht verwunderlich, dass Babys tagelang fasziniert mit ihren Händen beschäftigt sind. Damit bekommt das Kind einen ersten Eindruck von sich und seiner Fähigkeit, in den Fluss des Lebens aktiv eingreifen zu können. Es weiß jetzt: Mich gibt es.

Gleichzeitig sammelt das Bewusstsein Informationen aus der Umgebung und saugt wie ein neutrales Aufnahmegerät alles auf, was sich rundherum abspielt. Da hört es zum Beispiel, dass es dem Papa ähnlich sieht, dass es unruhig schläft, dass es brav isst, dass es wohl schon früh gehen werde, etc.

Auf diese Weise entsteht, noch lange bevor willentlich darauf Einfluss genommen werden kann, die Persönlichkeit eines Menschen.

In anderen Worten: Das, was einen großen Teil meines Erwachsenen-Ichs ausmacht, ist von anderen geformt worden. Es ist nichts anderes als eine Vorstellung von mir, die mir durch meine Umgebung in den ersten sechs Lebensjahren eingegeben wurde. Tepperwein nennt dies das "Kinder-Ich".

> *"Niemand käme auf die Idee, als Erwachsener in Kinderkleidern oder gar in Windeln rumzulaufen. Geistig aber machen wir genau das. Fast alle Menschen leben in ihrem Kinder-Ich."*

Laut Tepperwein geht es in Therapiesitzungen oder Seminaren fast immer darum, das "Kinder-Ich" etwas aufzupäppeln. Aber selbst wenn es gelingt, das Kleidchen etwas anzupassen, den Saum rauszulassen, die Knöpfe zu versetzen, die Flecken zu beseitigen, bleibt es ein Kinderkleid.

> *"Erwachsen sind Sie dann, wenn Sie aus Ihrem Kinder-Ich heraustreten. Die meisten Menschen werden aber nie erwachsen, sondern bloß alt. Erwachsen sind Sie erst dann, wenn Sie erkennen: Das Kinderkleid gehört gar nicht zu mir. Das ziehe ich aus und wähle das Kleid, das zu mir passt."*

Tepperwein verwendet bewusst das Bild der Kleideranprobe in einer Boutique. Sie können ein Selbstbild tatsächlich aus vielen verschiedenen in die engere Wahl nehmen, anprobieren und schließlich das Passendste tragen.
Und wenn Sie dies *einmal* erfolgreich gemacht haben, wissen Sie auch: Mein "Kleid", das bin ich nicht. Die Identifikation mit der Persönlichkeit hört auf. Ich bin der, der wählt.

Jeder Mensch hat Erfahrung mit dem Wechseln der Persönlichkeit. Ihr Verhalten, Ihre Körpersprache und selbst Ihre Wortwahl variiert abhängig davon, mit wem Sie es gerade zu tun haben. So spielt man dem Partner gegenüber eine andere Rolle als dem Vorgesetzten, oder dem Vereinskollegen oder der eigenen Mutter.

Erst wenn man sich bewusst wird, dass man diese Rollen *spielt*, kann derjenige wahrgenommen werden, der in all diese Rollen schlüpft. Und dies ist kein Jemand mehr, sondern reine Existenz, das "In-Erscheinung-Treten" der einen Kraft. Als Teil dieser Kraft bin ich ewiges Sein. Dieses "Ich-Bin" wird nie geboren, stirbt nicht und kann auch nicht krank werden. Das kann nur der Körper. Und nur eine Persönlichkeit, also die jeweilige Rolle, in die ich geschlüpft bin, kann gestört sein, oder traurig, oder himmelhochjauchzend. Als reine Existenz wähle ich eine Identität, trete als eine bestimmte Persönlichkeit in Erscheinung, spiele verschiedene Rollen gleichzeitig, aber ich bin ganz bewusst der, der ich *wirklich* bin.

> *"Ich gestalte den Körper, ich benutze den Verstand, ich fühle meine Gefühle, ich nehme die Welt wahr mit meinen Sinnen, schaffe und verändere Realität aber ich bin reines, eigenschaftsloses Sein. Ich trete nur in Erscheinung durch ein Ich. Und dann erkenne ich auch: Alles, was ich in meinem Leben erlebe, habe ich verursacht - das meiste davon allerdings unbewusst."*

Kurt Tepperwein zeigt sich nicht verwundert darüber, dass so viele Menschen mit ihrem Leben unzufrieden sind. Es wäre nämlich gar nicht *ihr* Leben. Es ergebe sich aus einem Selbstbild, welches von anderen während der Kindheit erschaffen wurde.

Sobald wir "erwachsen" geworden sind, wählen wir bewusst unsere Identität. Und dann stellt sich die Frage: Will ich mein Ego glücklich machen oder mich selbst? Beides ist möglich, aber die Wege sind sehr unterschiedlich. Das Ego will Anerkennung, Macht, Besitz, Vorwärtsstreben, geliebt werden, jemand sein etc.

All diese Dinge interessiert das Selbst nicht. Das Selbst möchte "stimmen", mit sich im Einklang sein, das Spiel des Lebens spielen um des Spielens willen und nicht um zu gewinnen.

Stellen Sie sich Ihr Leben wie einen Tauchgang vor. Sie brauchen eine Taucherausrüstung, also Neoprenanzug, Sauerstoffflasche, Taucherbrille, etc., als Ihre Erfahrungsinstrumente, um die Unterwasserwelt erkunden zu können.

Wenn Sie den Sauerstoff in der Flasche abgeatmet haben, bevor alle geplanten Punkte unter Wasser besucht wurden, bleibt Ihnen nichts anderes übrig, als aufzutauchen und den Tauchgang zu beenden. Vielleicht haben Sie nicht ausreichend auf Ihr Erfahrungsinstrument geachtet, zu hastig geatmet, sich zu unstet bewegt und den vorhandenen Sauerstoff dadurch verbraucht. Vielleicht waren Sie aber auch unvorsichtig und haben sich an einer Koralle verletzt.

In allen Fällen müssen Sie also den Unterwasserausflug vorzeitig beenden - im übertragenen Sinn also den Körper verlassen.

Auf das Leben übertragen könnte das bedeuten, dass Sie Ihren Körper schädigen, beispielsweise durch Rauchen, schlechte Ernährung, jede Menge Ärger und Zorn oder andere falsche Gewohnheiten, Gefühle und Gedanken. Dadurch bewirken Sie, dass dessen natürlich vorgegebene Kapazität vor der Zeit erschöpft ist.

Es gibt aber auch den Fall, dass Sie alle Sehenswürdigkeiten, die Sie für Ihren Tauchgang eingeplant hatten, bereits gesehen haben und auftauchen, obwohl da noch Luft in der Flasche und Ihre Ausrüstung nach wie vor perfekt in Ordnung ist. Die Seele kann auch aus einem noch ganz gesunden Körper hinausgehen, was dann für die Umwelt oft völlig überraschend ist. Die Ärzte sprechen dann von plötzlichem Herztod, oder Organversagen, oder es ist ein tödlicher Unfall passiert.

“Es ist noch nie jemand gestorben. In dem Moment, in dem das Erfahrungsinstrument abgelegt wird, steht das “Ich-Bin” daneben und fühlt sich so lebendig wie nie zuvor.”

- Kurt Tepperwein

Das ist etwa so, als wenn Sie aus einem intensiven Traum erwachen. Der Traum mag sich äußerst real angefühlt haben, mit intensiven Eindrücken und Wahrnehmungen, aber nach dem Aufwachen verstehen Sie, dass es doch “nicht wirklich” war.

Dies wird von den Hindus und anderen alten Traditionen seit Jahrtausenden gelehrt und in frappierender Weise durch hunderte Berichte über Nahtoderfahrungen bestätigt.

Auf seine unverkennbar humorvolle Art erzählt Tepperwein folgende Geschichte zum Thema “Glaube an ein Leben nach dem Tod”:

“Stellen Sie sich vor, Embryos könnten untereinander kommunizieren, zum Beispiel über Telepathie. Und ein Embryo-Wissenschaftler würde telepathisch zu den anderen sprechen: „Sehr verehrte Embryos. Immer wieder gibt es Phantasten unter uns, die glauben, dass es nach den uns vom Schicksal zugeteilten 9 Monaten noch ein Weiterleben geben könnte. Es sollte jedem Realisten klar sein, dass dies unmöglich ist. Halten wir uns doch einmal die Tatsachen vor Augen. Wir wachsen heran, behütet im Mutterschoß, bis wir nach etwa neun Monaten ausgestoßen werden. Die Nabelschnur, die uns bisher mit allem Lebensnotwendigen versorgte, wird durchgeschnitten und dann ist Schluss. Wir müssen uns nun einmal mit diesen Tatsachen abfinden und nur absolute Träumer behaupten, das Leben könne danach noch weitergehen. Ja, manche versteigen sich sogar zu der vermessenen Behauptung, das sei erst der Anfang, dies sei die Geburt zum eigentlichen Leben. Jeder einigermaßen ernsthafte Wissenschaftler kann über solch einen Unsinn nur den Kopf schütteln und sich wundern, wie man so etwas ernsthaft glauben kann.“

Warum begibt sich ein Teil des ungetrennten Seins überhaupt in die Enge und die Unwirtlichkeit eines Menschenlebens? Laut Tepperwein ist dort, wo das „Ich-Bin“ herkommt, alles perfekt. Wenn Sie selbst und alles und jeder um Sie herum vollkommen sind, gibt es jedoch nichts zu lernen. Durch die Inkarnation in einen Körper gehen Sie in die Dualität, also in die bewusste Unvollkommenheit, wodurch Sie eine Menge Möglichkeiten erhalten, Lernerfahrungen zu machen - denn jetzt sind sie ja unvollkommen.

“Indem Sie begreifen, wer Sie wirklich sind, vollziehen Sie den letzten Transformationsschritt: Sie gelangen von der unbewussten Vollkommenheit über die bewusste Unvollkommenheit zur bewussten Vollkommenheit.”
(Anmerkung des Autors: es lohnt sich, diese Aussage mehrmals zu lesen, um sie in ihrer Tiefgründigkeit zu verstehen.)

So erschaffen Sie Zukunft

Ganz gleich, was Sie im Leben erreichen wollen, laut Tepperwein müssen Sie es verursachen. Dafür sind zwei Faktoren ausschlaggebend:

Das erste Werkzeug zum Erschaffen einer erwünschten Zukunft ist Ihr „So-Sein“, also Ihre derzeitige energetische Signatur. In seinen Seminaren ruft Tepperwein die Teilnehmer oft auf, ihre energetische Signatur zu optimieren, ja zu perfektionieren. Er sagt:

> *“Stellen Sie sich vor, dass von dem Seinszustand, den Sie in der nächsten Minute einnehmen, Ihr gesamtes restliches Leben abhänge. Seien Sie also der oder die beste, der/die Sie sein können, durch und durch sympathisch, bestens gelaunt, erfüllt von Zuversicht, einem wunderbaren Wohlgefühl und heiterer Gelassenheit. Und dann bleiben Sie für den Rest Ihres Lebens in diesem Zustand.”*

Die Idee dahinter ist, dass die Ausstrahlung eines Menschen auch maßgeblich dessen Körper beeinflusst. Jemand, der in der beschriebenen Weise stimmig ist, kann nicht mehr gleichzeitig krank sein. Die Krankheit mag nicht sofort verschwinden, aber laut Tepperwein schmilzt sie dahin wie der Schnee in der Frühlingssonne. Er nennt diese Technik, "Zuerst gewinnen, dann beginnen". Das heißt, Sie müssen *jetzt* die Position des Gesunden einnehmen, und ihr Leben *ab sofort* aus dieser Position herausführen. Sie atmen als Gesunder, Sie denken als Gesunder, Sie fühlen und sprechen als Gesunder. Dazu empfinden Sie aus tiefstem Herzen das Gefühl der Erleichterung, der Freude und der Dankbarkeit.

Denn ehrlichen Herzens gefühlte Dankbarkeit verursacht das, wofür Sie dankbar sind.

Oft wird eingewendet, dass dies doch unrealistisch sei, weil Gesundheit zurzeit eben gerade *nicht* die Realität sei. Tepperwein erinnert dann immer daran, sich nicht mit dem Körper zu identifizieren.

Mit dem Eintauchen in das „Ich-Bin"- Bewusstsein, würde ein Mensch aufhören, als Kranker in seinem Körper zu wohnen. Er sagt sich: "Mein Körper hat Rheuma, aber ICH bin vollkommen gesund."

Haben Sie also einmal realisiert, dass Sie nicht Ihr Körper sind, sondern als ewig gesundes und unsterbliches "Ich-Bin" in ihm leben, ergibt sich auch die Möglichkeit, in sich ruhend und stimmig zu sein, selbst wenn Sie eine schwere Behinderung haben oder im Sterben liegen.

Das zweite Werkzeug zum Erschaffen einer erwünschten Zukunft sind die Glaubenssätze. Das Lieblingszitat von Kurt Tepperwein ist folgendes:

"Wünscht Euch, was Ihr wollt, glaubt nur, dass Ihr es erhalten habt, und es wird Euch werden."

- Markus 9,21:

Es drückt unmissverständlich aus, dass die oben angesprochene "Zuerst gewinnen, dann beginnen"-Philosophie nur dann funktionieren kann, wenn das Gewünschte auch tatsächlich geglaubt wird. In anderen Worten, Sie ziehen genau die Ereignisse in Ihr Leben, an die Sie felsenfest glauben. Ihre heutige Lebenswirklichkeit spiegelt die Glaubenssätze der Vergangenheit. Das Herbeiwünschen eines zukünftigen Idealzustandes, den ich aus der Ferne betrachte, funktioniert nicht, da zu viele Wege genau *nicht* dorthin führen. Und Sie agieren aus einem Mangelbewusstsein, welches den Mangel hartnäckig weiterbestehen lässt. Der Königsweg ist laut Tepperwein, die erwünschte Zukunft *jetzt* zu vereinnahmen und von ihr aus zu leben. Also in dem Bewusstsein, dass es bereits eingetreten ist, dass sich mein Wunsch bereits manifestiert hat.

Tepperwein betont aber, dass es eine wichtige Voraussetzung dafür gibt, nämlich, dass Sie das Gewünschte auch tatsächlich für möglich halten. Sich zu wünschen, dass man morgen der wohlhabendste Mensch der Stadt ist, während man das unterbewusst gleichzeitig für absurd hält, wird nicht funktionieren. Sie müssen Ihr Ziel immer so ausrichten, dass Sie es auch wirklich glauben können. Sehen Sie den Glauben als das für das erfolgreiche Manifestieren erforderliche Zahlungsmittel. Es kann nur das erworben werden, was auch "bezahlt" werden kann. Unterteilen Sie Ihr Ziel nötigenfalls in kleine Schritte. Wenn Sie nicht so recht glauben können, in ein paar Tagen wieder völlig gesund zu sein, dann wünschen Sie sich, dass Sie zumindest schmerzfrei sind, oder genug Kraft und Energie haben, Ihrer Lieblingsbeschäftigung nachzugehen oder ein Konzert besuchen zu können. Ist ein Zwischenziel einmal erreicht, geht es weiter zur nächsten Stufe.

"Mit dem Gold des Glaubens können Sie alles erreichen. Oft hat ein Kranker nicht genug Gold des Glaubens, dann kann ein Heiler mit seinem Gold aushelfen."

Tepperwein erzählt mir in einem Interview eine Episode aus seiner Heilpraxis:

Ein Mann war an Dickdarmkrebs erkrankt und musste operiert werden. Die Ärzte fanden im Zuge der OP heraus, dass der gesamte Körper bereits von Metastasen befallen war und unterließen deshalb jede Intervention. Der Ehefrau teilten Sie mit, dass er noch maximal 2-3 Wochen zu leben habe und empfahlen ihr, ihm diese Tatsache nicht mitzuteilen. Sie tat es dennoch, und verständlicherweise resultierte dies im Zusammenbruch des Mannes, der ja davon ausgegangen war, dass er erfolgreich operiert würde. Schon nicht mehr zu gehen in der Lage, suchte er Tepperwein auf, mit der Bitte, ihm Ratschläge zu geben, wie er sich auf das Sterben und auf das nächste Leben vorbereiten solle. Tepperwein antwortete: "Solange Sie diesen Körper beleben, können Sie ihn heilen."

Patient: "Sie denken also, ich könnte es tatsächlich noch schaffen, obwohl die Ärzte mich völlig aufgegeben haben?"

Tepperwein: "Ich denke, Sie können es solange schaffen, solange *Sie sich selbst* noch nicht aufgegeben haben. Aber was *Ich* denke ist unerheblich, für Sie zählt nur, was *Sie selbst* denken."

Zum Erstaunen der behandelnden Ärzte gesundete dieser Mann daraufhin tatsächlich vollkommen von seinem schweren Krebsleiden und fing in der Folge trotz fortgeschrittenen Alters eine neue Berufskarriere an.

Prophylaxe - Die Therapie der Zukunft

Viele Menschen ruinieren in der ersten Hälfte des Lebens

ihre Gesundheit, um zu Geld zu kommen, und in der zweiten wird dieses Geld dann verbraucht, um wieder zu genesen, beziehungsweise zu retten, was zu retten ist. Kurt Tepperwein ist davon überzeugt, dass in der neuen Ära der Medizin dieses Wissen bereits Kindern gelehrt und von allen Mitgliedern der Gesellschaft aktiv gelebt werden wird.
Er postuliert eine neue Ära der Medizin, eine Ära der Prophylaxe. Sobald wir uns schöpfungsgerecht verhalten würden, wäre Gesundheit die natürliche Folge. Und zwar vollkommene Gesundheit bis ins hohe Alter.
Die Chinesen hatten vor langer Zeit ein solches System, in dem die Vorbeugung die Hauptrolle spielte. Ein Arzt bekam Geld, solange die Menschen in dessen Kommune gesund waren. Trat Krankheit auf, gab es Abschläge. So wurde von Vornherein das Hauptaugenmerk auf Prävention gelegt.

In Kapitel 7 geht es darum, wie es durch Optimieren Ihrer Gewohnheiten gelingt, trotz der modernen Lebensweise mit all ihren Belastungen gesund und vital zu bleiben.

Mentales Um-Erleben & das Spiel des Lebens

Die Vergangenheit prägt uns und zieht entsprechende Ereignisse in unser Leben. Kurt Tepperwein empfiehlt daher die Technik des Um-Erlebens. Jeden Tag sollten Sie eine persönliche Tagesschau durchführen. Stoßen Sie auf ein Ereignis, das nicht ideal war, sollten Sie es Um-Erleben. Dazu gestalten Sie das Ereignis mental so, wie Sie es als ideal empfunden hätten. Diese Technik können Sie auch auf weiter zurückliegende, möglicherweise traumatische Erlebnisse anwenden.

So ändern Sie zwar nicht das Ereignis selbst, aber dieses ist im Grunde unwichtig, weil unwiderruflich vergangen. Wichtig ist lediglich die emotionale Energie aus diesem Ereignis, die Ihre energetische Signatur im Hier und Jetzt immer noch beeinflusst. Die Technik des Um-Erlebens zielt darauf ab, eben diese emotionale Energie zu wandeln oder zumindest zu neutralisieren. So kann die energetische Signatur optimiert werden und - Sie erinnern sich - auch eine ganz andere Zukunft angezogen werden.

Die Technik des Um-Erlebens ist im Grunde simpel: Überlegen Sie sich, wie das Ereignis hätte sein sollen, und spielen Sie dieses nun neutrale oder sogar positive Szenario immer wieder mental solange durch, bis die schmerzhafte Erinnerung überschrieben ist. Im Normalfall gelingt dies innerhalb von 21 Tagen.

Ihr Unterbewusstes erlebt innere Bilder genauso wie tatsächliche Ereignisse, und so haben Sie dank dieser Technik letztlich die Wahl, wovon Sie sich beeindrucken lassen und was Sie anziehen wollen.

Tepperwein ruft aber auch immer dazu auf, der Lebensfreude den Raum zu geben, der ihr gebührt, das Spiel des Lebens als solches wahrzunehmen und zu genießen.

Wie kann man aber Freude empfinden mit all den Problemen, die täglich auf uns einprasseln?

> *"Wir sind nicht hier, um ein märchenhaft perfektes Leben zu leben, sondern im Gegenteil. Ein Problem ist wie Geschenkpapier. Das eigentliche Geschenk dahinter ist immer eine Erkenntnis. Wenn Sie das einmal verstanden haben, dann realisieren Sie: Das Leben findet Ihnen zur Freude statt."*

Kurt Tepperwein ist der Meinung, dass auch Fehler im Spiel des Lebens neu bewertet werden sollten. Es wäre nämlich nicht gesagt, dass Fehler etwas Negatives seien. Jeder von uns mache täglich zahlreiche Fehler, und das wäre vollkommen in Ordnung. Die richtige Einstellung würde folgende sein: "Ich habe etwas falsch gemacht. Ich habe schon vieles falsch gemacht. Aus manchem habe ich gelernt. Und aus manchem habe ich NICHT gelernt. Na und? Dann mache ich es eben solange weiter falsch, bis ich lerne. Und das ist vollkommen in Ordnung."

Diese inspirierende Sicht befreit uns davor, Schuldgefühle zu entwickeln und uns selbst zu verurteilen und zu belasten.

Tepperwein bringt in diesem Zusammenhang den Aspekt der Übergewichtigkeit ins Spiel. Er meint, wer sich ständig belastet, es sich "schwer macht" oder glaubt, "es schwer zu haben", nimmt auch körperlich zu. Wie jeder Glaubenssatz wird auch dieser vom Körper widergespiegelt. Er empfiehlt Menschen, die abnehmen wollen, sich die Frage zu stellen: "Inwiefern könnte ich es mir leichter machen? Welche Glaubenssätze, Gefühle und Einstellungen belasten mich?" Eine ehrlich gefühlte Leichtigkeit des Seins resultiere automatisch im Idealgewicht.

Und darin besteht die Faszination der Lehre Tepperweins: Es gibt keine Dogmen. Jede/r ist und lebt in einer Ordnung. Einer Ordnung, die er/sie sich selbst geschaffen hat. Und wer eine andere Ordnung wünscht, kann sich einfach eine neue schaffen. Denn laut Tepperwein sind wir alle schlafende Götter, die im Spiel des Lebens so lange in unterschiedlichsten Rollen agieren, bis wir das Spiel durchschauen und erkennen, wer wir wirklich sind.

Durch die bereits erwähnte Analogie des Traumes wird dieses Konzept verstehbar: Solange wir träumen, gibt es keinen Zweifel, dass alles Erlebte real ist. Erst im Moment des Aufwachens erkennen wir unser wahres Wesen.

Aus diesem Kapitel abgeleitete **Techniken** zur Unterstützung von Heilung:

- Seien Sie sich bewusst, dass Ihr Körper immer bestrebt ist, gesund zu sein. Krankheit ist eine Botschaft und eine Aufforderung, gewisse Dinge zu ändern.
- Erziehen Sie Ihre Gefühle und geben Sie zukünftig unerwünschten Emotionen wie Stress und Ärger keinen Raum mehr. Machen Sie es sich zur Gewohnheit, derartige Regungen nach längstens sieben Sekunden loszulassen. Auch wenn im Außen Negatives passiert, ist es möglich, innerlich in der Balance zu bleiben. Dies erfordert natürlich Übung.
- Lösen Sie Belastendes durch mentales Um-Erleben auf, sodass es seine negative Strahlkraft in die Gegenwart verliert
- Machen Sie sich mit der Idee vertraut, dass Ihr Körper, Ihr Verstand und Ihre Persönlichkeit nichts anderes als Erfahrungsinstrumente sind, also Vehikel, mit Hilfe derer wir durch dieses Leben manövrieren. Sie selbst sind jedoch beobachtendes Bewusstsein, ein ungetrennter Teil des einen Seins.
- Als beobachtendes Bewusstsein haben Sie die Möglichkeit, eine beliebige Rolle zu spielen und auszuwählen, als wer Sie in Erscheinung treten. Der Schlüssel dafür sind Visualisierung, Glaubenssätze, und Ihre energetische Signatur.
- Keine Lebenssituation ist besser als die andere. Wir alle sind Schöpfer, Teile des Göttlichen, und was auch immer im Spiel des Lebens erschaffen wird, dient immer der Entwicklung, der Freude am Spielen und letztlich dem Erkennen der Wahrheit hinter dem Schein.

Die besten **Tepperwein-Bücher** zum Thema:
Die geistigen Gesetze, Kurt Tepperwein, Goldmann Verlag
Die Botschaft Deines Körpers, Kurt Tepperwein, MVG Verlag
Erfinde Dich Neu, Kurt Tepperwein, Herbig Verlag
Die Kraft der geistigen Heilung, Kurt Tepperwein, Ennsthaler

Community:
auf selfhealing.academy werden folgende Techniken vertieft und regelmäßig trainiert:

- ✓ Gefühlstraining: Negativem keinen Raum geben
- ✓ Optimieren der energetischen Signatur
- ✓ Als „Wer" leben Sie? Transformative Selbstwahrnehmung
- ✓ Um-Erleben
- ✓ Zukunft bewusst erschaffen
- ✓ Das Spiel des Lebens verstehen

Heilmethode Nr. 6

Ho'oponopono & andere Methoden des Loslassens

Kurzbeschreibung: Zahlreiche Krankheiten entstehen, weil sich unverarbeitete traumatische Ereignisse körperlich manifestieren. Mit dem Loslassen derselben wird auch der Krankheit die "Existenzgrundlage" entzogen
Wirkebene: mental
Schwierigkeitsgrad: leicht
Voraussetzung: die Bereitschaft loszulassen
Besonderheit: Mit dem Verzeihen erlösen wir nicht den anderen, der Unrecht getan hat, sondern wir erlösen uns selbst von Groll, Zorn und Rache

Die zentralen **Ideen** aus diesem Kapitel:

- Der Wunsch, ohne jegliche emotionale Verletzungen durchs Leben zu kommen ist verstehbar, aber unrealistisch. Wir alle müssen in der einen oder anderen Form damit zurechtkommen.
- Zorn und Rachegedanken beeinflussen die Körperchemie dauerhaft.
- Emotionale Verletzungen können losgelassen werden, auch wenn der Verursacher keine Reue zeigt, oder bereits verstorben ist.
- Die Fähigkeit zu vergeben kann trainiert werden.
- Es gibt eine Reihe von Ritualen, die das Loslassen von unerfreulichen Erinnerungen ermöglichen. Eines der bekanntesten ist Ho'oponopono, das jahrtausendealten Hawaiianischen Traditionen entstammt und bis heute praktiziert wird.
- Die Idee, dass derjenige, der mich verletzt hat, gar

nicht anders konnte, weil er "emotional behindert" ist, kann äußerst hilfreich sein. Sie würden jemandem, der im Rollstuhl sitzt, auch keinen Vorwurf daraus machen, dass er das Feuer im ersten Stock nicht verhindern konnte.

"Zorn hat seine Gründe, aber selten einen guten."
- Benjamin Franklin, Poor Richard's Almanac

Die Wissenschaft des Loslassens

Der amerikanische Psychiater Dr. Robert Enright ist so etwas wie der Guru des Verzeihens. Er gründete bereits 1985 das "International Forgiveness Institute" und ist Autor zahlreicher Studien sowie des Buches "Vergebung als Chance". Die Quintessenz aus Enrights Werk ist:
Verzeihen ist gut für Ihre Gesundheit.

Sind Sie in einem idealen Gesundheitszustand, dann sind Ihre Kortisol- und sämtliche anderen Blutwerte unauffällig, also im grünen Bereich. Alle diese Parameter werden unter anderem durch Festhalten an Groll, Zorn und Rachegedanken negativ beeinflusst. Sie geraten dann leicht in einen Strudel aus Bitterkeit, Vorwürfen, Reue, Depression, Schlaflosigkeit, Grübeln und körperlichem Unwohlsein etc. Kurzum, Sie fühlen sich in einer Opferhaltung gefangen.

Der erste Schritt eines gelungenen Verzeihungsprozesses ist laut Enright die bewusste Entscheidung, aus dieser Opferrolle ausbrechen zu wollen. Erst wenn erkannt wird, dass der Zorn, die Rachegedanken, die Bitterkeit und all die anderen negativen Emotionen lediglich tiefer in den *eigenen* emotionalen Abgrund führen, kann eine Transformation angestoßen werden. Der Energieaufwand dafür kann zwar beträchtlich sein, der entscheidende Punkt ist aber: Sobald die Entscheidung gefällt ist, dem verletzenden Ereignis

Schritt für Schritt die Strahlkraft in die Gegenwart entziehen zu wollen, beginnt der Heilungsprozess.

Durch den Akt der Vergebung entscheiden wir uns, keine weitere Lebensenergie an ein Ereignis mehr zu verschwenden, das in der Vergangenheit liegt und damit unveränderbar ist. Wir haben daher keine andere Wahl, als die Einstellung zu diesem Ereignis zu verändern. Wir können von der widerfahrenen Ungerechtigkeit besessen bleiben, oder wir können uns durch Loslösen von dem Ereignis und allen damit verbundenen Implikationen auf die Gegenwart befreien.

Dr. Fred Luskin, der ebenfalls wissenschaftlich zum Thema Vergebung forscht, hat in zahlreichen Versuchen unter anderem herausgefunden, dass Vergebungsarbeit blutdrucksenkend wirkt, und zwar besonders bei Menschen, die angeben, leicht oder oft verärgert zu sein.

> *"Der Vergebungsprozess ist keine Therapie, sondern eine Fähigkeit, die trainierbar ist."*
>
> *- Dr. Fred Luskin*

Laut Luskin hilft es, von der Vorstellung abzuweichen, dass wir ein Recht darauf haben, ohne die kleinste emotionale Schramme durchs Leben zu kommen. Dies sei unrealistisch, vielmehr würden alle Menschen im Laufe ihres Lebens Verletzungen in der einen oder anderen Form erleiden. Daher sei es weise, sich darauf zu konzentrieren, wie man trotz all der Ungerechtigkeit da draußen mental im Lot bleiben könne.

Hier die wichtigsten Schritte des Vergebens nach Fred Luskin:

1. Machen Sie sich Ihre Gefühle bewusst. Was exakt hat sich verletzend angefühlt? Sprechen Sie mit vertrauten Menschen darüber.

2. Die Vergebungsarbeit führen Sie für sich allein durch - für niemanden sonst. Schreiben Sie auf, welche Schritte dafür notwendig sind.
3. Erwarten Sie keine Versöhnung. Was Sie suchen, ist das Gefühl, ein Ereignis hinter sich gelassen zu haben und damit Frieden geschlossen zu haben.
4. Der Schmerz wird zumeist durch den bloßen Gedanken an die Verletzung ausgelöst und nicht durch das Ereignis selbst, das in aller Regel länger zurückliegt. Und die eigenen Gedanken unterliegen der bewussten Kontrolle.
5. Lernen Sie, aktiv und bewusst zu entspannen, beispielsweise über Tiefenatmung.
6. Konzentrieren Sie sich auf das, was Sie unmittelbar beeinflussen können. Hören Sie auf, Handlungen von anderen zu erwarten, die diese nicht bereit sind auszuführen. Beeinflussbar sind allein Ihre Reaktionen und Gedanken, nicht die der anderen.
7. Schauen Sie nach vorn. Anstatt dem Schmerz wieder und wieder Raum und dadurch dem Täter Macht über Sie zu geben, suchen Sie die Gegenwart positiver Menschen und widmen sich aufbauenden Aktivitäten. Es gibt jede Menge Liebe, Schönheit und Herzlichkeit da draußen. Öffnen Sie Ihren Blick dafür.

“Vergiss Zorn und Rache und geh weiter.”

- Christopher Matthews

Clemens Kuby, Filmemacher, Autor und Erfinder der Methode des “Um-Schreibens” empfiehlt, ein verletzendes Ereignis schriftlich so umzuformulieren, dass alle negativen Elemente wegfallen und so daraus eine neutrale Erinnerung wird. Die Details dazu finden Sie in Seinem Buch “Mental Healing”

Auch Kurt Tepperweins Empfehlung zu verletzenden Ereignissen geht in diese Richtung:

> *“Die Vergangenheit ist für immer vergangen. Durch mentales Um-Erleben entziehe ich einer schmerzhaften Erfahrung die Möglichkeit, negativ auf die Gegenwart einzuwirken. Alles was zu tun ist, ist diese Um-Erlebte Situation wieder und wieder mental durchzuspielen, bis die alte überschrieben ist. So wird zwar nicht das Ereignis verändert, aber die Art und Weise, wie es mich heute beeinflusst.”*

Diese Technik des mentalen Umgestaltens findet sich auch in uralten Traditionen wieder. In der Folge werde ich Ihnen zwei davon näher beschreiben:

Ho’oponopono – Tradition, New-Age-Hype oder Geschäftemacherei?

Der Grund dafür, dass das Thema meine Aufmerksamkeit erregte und damit den Weg in dieses Buch fand, ist eine fantastisch anmutende Story von einem Hawaiianischen Psychologen namens Dr. Ihaleakala Stanley Hun Len, der mit Hilfe von Ho’oponopono ein kleines Wunder vollbracht haben soll.

Dr. Len war als Psychologe in einer Gefängnisanstalt für geistig gestörte Straftäter beschäftigt. In der vom ihm betreuten Abteilung gab es 24 Insassen. Diese mussten oft fixiert und ruhiggestellt werden, da sie sonst unberechenbar und gefährlich waren. Die Abteilung war nicht gerade das, was man sich unter einem Traum-Arbeitsplatz vorstellte. Nachdem Dr. Len dort drei Jahre lang tätig gewesen war, konnten angeblich alle Insassen als geheilt entlassen und die Abteilung geschlossen werden.

Dr. Len erklärte, er habe dies durch die Anwendung von

Ho'oponopono erreicht, und zwar ohne dass er dafür einen einzigen Patienten habe persönlich konsultieren müssen. Über die Krankenakten gebeugt habe er lediglich Tag für Tag und über drei Jahre hinweg das folgende Mantra wiederholt:

“Ich liebe Dich.
Es tut mir leid.
Bitte vergib mir.
Danke.”

Dr. Len geht davon aus, dass ein Mensch für alles, was er erlebt, zu 100 Prozent verantwortlich ist, also auch für die negativen Handlungen, Emotionen und Leiden anderer.

Mit seinem Mantra würde es gelingen, nicht nur diese damit verbundenen eigenen negativen Gefühle, sondern auch die darin involvierten Menschen zu heilen. Wenn man also das Mantra kontinuierlich wiederholen und die darin enthaltenen Gedanken ehrlich fühlen würde, könne es gelingen, die (eigene) Welt zu einem besseren Ort zu machen.

Der Erfolg komme dadurch zustande, dass alles eins sei, dass also ein Gefühl, das ich in mir heile, auch den Menschen heile, der dieses Gefühl in mir ausgelöst hat.

Ich habe es trotz umfangreicher Recherche nicht geschafft, einen Bericht eines der damaligen Insassen oder anderer damaliger Gefängnismitarbeiter ausfindig zu machen, der diese Behauptungen bezeugt. Auch hat weder Dr. Len noch einer seiner Nachfolger und Schüler seinen angeblichen Erfolg je andernorts wiederholt. Für mich persönlich werden bahnbrechende Entdeckungen erst dann glaubwürdig, wenn diese replizierbar sind.

Dazu kommt, dass die einzigen Zeitzeugen von damals, die sich öffentlich zu Wort gemeldet haben, sich eher skeptisch zum Wahrheitsgehalt der Story von Dr. Len äußerten.

Wenn man sich nur oberflächlich mit dem Thema befasst, kann man den Eindruck gewinnen, das Len-Mantra würde mit der “Ho’oponopono” Technik gleichzusetzen sein. Doch auch wenn dies wieder und wieder verbreitet wird, macht es die Sache nicht wahrer.

Die Entwicklungsgeschichte des modernen Ho’oponopono gründet auf der Arbeit von Morrnah Simeona und begann in den späten 1970er Jahren. Der eine oder andere Wegbegleiter Simeonas versuchte nach ihrem Tod, ihre Lehre unter exklusiver Marke in Form von Büchern, vor allem aber Seminaren zu Geld zu machen. Einen von ihnen, Dr. Len, hatte ich bereits erwähnt.

Untereinander sind praktisch alle diese Personen bitter verfeindet und zweifeln die Rechtmäßigkeit, mitunter auch den Wahrheitsgehalt der Aussagen der Mitbewerber öffentlich an. Auf ihren Webseiten finden sich prominente und zum Teil abenteuerliche Warnungen, die Ho’oponopono-Inhalte, welche man exklusiv für sich beansprucht, in irgendeiner Weise zu verwenden. Überhaupt sei nur das als das echte Ho’oponopono zu bezeichnen, was man selbst lehre.

Die oben erwähnte Gefängnis-Story von Dr. Len und seinem Vierzeiler wurde fast 15 Jahre später vom amerikanischen New Age-Autor Joe Vitale, der sich selbst als “Buddha des Internets” bezeichnet, unter dem Titel “Zero Limits” als Buch veröffentlicht.

Dieses wurde in mehrere Sprachen übersetzt und hunderttausendfach verkauft. Schon kurze Zeit später fanden sich in vielen Ländern Seminarangebote und Workshops rund um Ho'oponopono und das Len-Mantra.

Ein deutscher Anbieter von Ho’oponopono-Workshops weist gleich bei der ersten Kontaktaufnahme darauf hin, dass den öffentlich verfügbaren Originalversionen ein wesentliches Element fehle, über das nur in den eigenen Workshops gesprochen werde. Außerdem käme “schlechtes Karma” über jeden, der sich online verfügbare Informationen von Ho’oponopono nach Morrnah Simeona zu eigen machen würde.

Es ist selbstverständlich jedem überlassen, sich dazu

seine eigene Meinung zu bilden. Ich persönlich halte das allerdings für eine recht merkwürdige Art, sich als 'Profi' in den Themenbereichen Spiritualität, Heilung und Vergebung zu präsentieren.

Sollten Sie durch das Praktizieren des Len-Mantras eine Steigerung Ihrer Lebensqualität erfahren, so will ich Sie in keiner Weise davon abhalten, es (weiterhin) anzuwenden. Sie sollten sich nur bewusst sein, dass diese Vorgehensweise - auch wenn sie in unzähligen Webseiten, Blogs und Youtube-Videos Erwähnung findet - kaum noch etwas mit der ursprünglichen Idee von Ho'oponopono zu tun hat.

Das echte Ho'oponopono - damals & heute

Ho'oponopono bedeutet „etwas zu berichtigen oder zu versöhnen". Es ist eine jahrhundertealte, auf den Inseln von Hawaii praktizierte Form der Mediation. Man ging davon aus, dass sich innere Disharmonien auch immer im Außen manifestieren und so einen einzelnen Körper, aber auch eine ganze Gemeinschaft stören können.

Ziel ist es, sich ankündigende oder bereits manifestierte Probleme, also auch Krankheiten, zu verhindern, beziehungsweise aufzulösen.

Bemerkenswert ist, dass Hawaiianische Gerichte für manche Fälle den Ho'oponopono-Prozess auch heute noch vorschreiben, um außergerichtliche Einigungen zu erreichen.

Es war ursprünglich ein Vorgang, im Zuge dessen Mitglieder einer Gruppe - meist einer Familie - zusammenkamen. Der Mediator, auf Hawaiianisch Haku genannt, war traditionell ein angesehener Ältester.

Heute gibt es eigene Ausbildungen zum Haku, sodass es auch möglich ist, eine außenstehende Person als Mediator einzusetzen. Vor dem eigentlichen Zusammentreffen betet der Haku. Er ruft unter anderem verstorbene Ahnen an, dem Prozess beizuwohnen und diesen zu unterstützen und

gegebenenfalls auch ihren Einfluss auf das Ereignis loszulassen.
Während des Ho'oponopono ist es notwendig, 100% ehrlich zu sein und eine Lösung als Ziel des Ganzen im Auge zu haben. Es ist nicht gestattet, emotional oder laut zu werden. Falls dies passiert, wird die Sitzung unterbrochen, und die Beteiligten bekommen Zeit, wieder in ihre Mitte zu gelangen. Unterstützt wird dies unter anderem mit Atemübungen und bestimmten Ritualen.

Der Haku hat die Aufgabe, auch verdeckte, unbewusste Aspekte des Problems zu identifizieren und anzusprechen - alles muss vor der ganzen Gruppe auf den Tisch. Das Ziel des Ho'oponopono ist, dass sich die Konfliktparteien am Ende gegenseitig - also nicht nur in eine Richtung - aufrichtig verzeihen. Dies darf nun ausgesprochen emotional ablaufen. Wenn alle das Gefühl haben, dass das Problem gelöst ist, wird beschlossen, es nicht mehr anzusprechen. Ein gemeinsames Mahl bildet das Ende des traditionellen Ho'oponopono.

Der ganze Prozess war durch sehr starre Regeln und Prozeduren charakterisiert. So musste sich beispielsweise jede der eingeladenen Personen die gesamte für den Ho'oponopono anberaumte Zeit freihalten, durfte die Versammlung unter keinen Umständen verlassen und war somit oft mehrere Tage und manchmal sogar Wochen vollständig in Anspruch genommen.

Ho'oponopono als Selbsthilfe-Prozess

Ab den 1970er Jahren hat Morrnah Simeona (1913 - 1992), eine anerkannte Kahuna (ein Kahuna ist eine Art Schamane, der "mit Worten heilt") den Ho'oponopono-Prozess dahingehend weiterentwickelt, dass dieser alleine angewandt werden konnte.

Morrnah Simeona war ursprünglich Expertin in der traditionellen hawaiianischen Lomi Lomi-Massage, die sie in verschiedenen Luxushotels auf Hawaii praktizierte. Sie war eine bescheidene, aber weltoffene Frau, die sich auch intensiv mit christlicher, indischer und chinesischer Philosophie beschäftigte. Die Kombination von Hawaiianischer Tradition und einem göttlichen Schöpfer, sowie das Einbinden von Wiedergeburt und Karma in diverse Problemstellungen resultierte in einem recht einzigartigen Selbstheilungsvorgang, in dessen Zentrum das Auflösen von negativen Verstrickungen steht. Der Akt des Verzeihens und Loslassens spielt dabei die Hauptrolle.

Hawaiianische Traditionalisten merkten an, dass echtes Ho'oponopono ein Gruppenprozess sei, weshalb ihre Version diesen Namen nicht mehr verdiene.

Vergleicht man jedoch die ursprüngliche und Simoneas Version von Ho'oponopono im Detail, so stellt man fest, dass die wesentlichen Elemente in beiden vorhanden sind, nämlich der Wille, eine Disharmonie auszugleichen, aufrichtiges Verzeihen und schließlich das Loslassen des Themas.

Die revolutionäre Idee Simeonas ist, dass der/die Durchführende auch in die Rolle der Gegenpartei schlüpfen und von da aus die notwendigen Schritte durchführen kann. Sie hat so aus einem komplexen Gruppenprozess eine Psycho-Spirituelle Selbsthilfe-Methode gemacht.

Die Lösung von Problemen und das Heilen von Krankheiten wurde möglich, ohne an die starren Regeln oder die Versammlung bestimmter Parteien, wie es die traditionelle Version fordert, gebunden zu sein.

Mit 14 Schritten ist es allerdings immer noch ein komplexer und zeitaufwendiger Vorgang, und die teilweise holprige Übersetzung aus dem Hawaiianischen ins Englische macht das Verstehen nicht einfacher. In der Praxis werden deshalb meist nur die 3 zentralen Elemente ausgeführt.

Die 3 zentralen Elemente des Ho'oponopono

Erstes Element:
Vorbereitendes Gebet, gerichtet an die göttliche Kraft (bzw. das Überbewusstsein)
Ziel: Vergebung von vergangener oder karmischer Schuld

"Göttlicher Schöpfer, falls ich, meine Verwandten oder Ahnen Dich jemals durch Gedanken, Worte oder Taten beleidigt oder gekränkt haben sollten, so bitte vergib uns jetzt. Reinige, löse und durchtrenne alle ungewollten Energien, die wir seit dem Anbeginn der Zeit erschaffen, angehäuft oder zugelassen haben. Bitte verwandle alle ungewollte Energie in pures Licht. Wir sind jetzt befreit. Und es ist vollbracht!"

Beim Ausspruch von "Und es ist vollbracht" hört das Wollen der Person auf und fängt das Wirken der göttlichen Kraft an.

Zweites Element:
Die Streitparteien treten sich in wohlwollender Atmosphäre gegenüber. Das Ziel ist es, alle Negativität durch gegenseitiges Verzeihen aufzulösen, wobei die Rolle des Gegenübers einfach selbst übernommen wird.

Teil A: Ich bitte um Vergebung und Auflösung aller Negativität:

"Falls ich *(hier den eigenen Namen einfügen)*, ***meine Verwandten oder Ahnen Dir,*** *(hier den Namen des Menschen, mit dem ein Konflikt besteht einfügen)* ***jemals Unrecht getan haben sollten durch Gedanken, Worte oder Taten, so bitte ich Dich demütigst: Bitte vergib mir alle Fehler, Beleidigungen, Verurteilungen, Zurückweisungen und Schuld, die ich erschaffen, angehäuft oder zugelassen habe vom Anbeginn der Zeit bis zum heutigen Tag."***

Teil B: Ich vergebe anderen. Alles Unrecht, das ich erfahren habe, wird aufgelöst:
"Ja, ich vergebe Dir! Mach, dass uns das Wasser des Lebens loslöst von allen spirituellen, geistigen, materiellen, finanziellen und karmischen Verstrickungen. Auf dass alle ungewollten und negativen Erinnerungen aus unserem Gedächtnis gelöscht seien und sämtliche Blockaden der Vergangenheit aufgelöst werden. Alle negative Energie wird hiermit gereinigt und in pures Licht verwandelt. Reines, göttliches Licht fließt nun dorthin, wo vorher Schmerz war, und löst alles Ungewollte auf. Hiermit manifestieren wir göttliche Ordnung, Licht, Liebe, Friede, Balance, Weisheit, Verstehen und Fülle. Wir sind befreit. Und es ist vollbracht."

Haben Sie Teil A und Teil B absolviert, dann schlüpfen Sie jetzt in die Rolle der Gegenpartei und spielen beide Teile nochmals aus *deren* Sicht durch.

Die Heilung und Problemlösung erfolgt über das Unterbewusstsein aller beteiligten Parteien.

Anmerkung: Anstatt einer anderen Person kann auch ein Ort, Gegenstand oder eine Situation eingesetzt werden, die Heilung bedarf. Das Gebet könnte also zum Beispiel auch

- an einen Körperteil gerichtet sein,
- oder an eine Gottheit
- helfen, unbefreite, erdgebundene Seelen ins Licht zu entlassen
- jede Art vom Trauma auflösen
- finanzielle Engpässe auflösen

Drittes Element:
Loslösung. Das Thema wird als erledigt betrachtet und kann nun losgelassen werden:

"Göttlicher Schöpfer, ich, meine Verwandten und Ahnen lösen uns jetzt von dem soeben gereinigten und geheilten Thema sowie allen daran beteiligten Personen. Auf dass alle Verstrickungen durchtrennt werden. Wir sind frei. Und es ist vollbracht."

Wer sich für die Originalfassung mit allen 14 Schritte von Morrnah Simeona interessiert, findet diese über eine Google-Suche (in englischer Sprache).

Ich möchte aber auch noch eine etwas simplere Alternative zu Ho'oponopono vorstellen:

Das Taoistische Vergebungsritual

In der taoistischen Philosophie ist es wichtig, dass der Schüler in der Lage ist, seinen "Trüben Geist" in "Hellen Geist" umzuwandeln.

Verantwortung übernehmen
Um die spirituelle Energie zu transformieren, muss sich der Schüler bewusst dafür entscheiden, für all seine Taten, sowie auch unterlassene Handlungen verantwortlich zu sein. Dies ist unabdingbar, wenn alle energetischen Verbindungen zu einer einschneidenden Lebenssituation des Schülers gekappt werden sollen.

Vergangenheit testen
Durch eine simple mentale Übung können Sie feststellen, ob eine der "alten Geschichten" Ihrer Vergangenheit noch aktiv ist und negativ auf Ihre Gegenwart einwirkt und damit kostbare Lebensenergie verbraucht.

Holen Sie eine Situation, durch die Sie in der Vergangenheit verletzt oder traumatisiert wurden, vor Ihre geistige Filmleinwand. Spielen Sie den Film ab und beginnen Sie darüber zu sprechen. Wenn in Ihrem Körper jetzt bestimmte emotionale Muster auftreten, die üblicherweise gut in der Stimme zu hören und im Gesicht zu abzulesen sind, saugt diese Geschichte immer noch wertvolle Energie ab.

Die energetische Verbindung zu einem Ereignis kappen

Der Taoismus kennt drei Körper, den physischen, den mentalen und den spirituellen Körper. Um ein negatives Ereignis ein für alle Mal aufzulösen, muss die energetische Verbindung dazu in allen drei Energiekörpern aufgelöst werden. Dies geschieht durch die folgenden Schritte:

Verzeihen Sie sich selbst:

Lassen Sie zuallererst alle mentalen und emotionalen Vorwürfe los, die sich um ein eigenes Verschulden drehen. Typischerweise sind dies immer wieder auftretende Autosuggestionen, die mit "Hätte ich damals nur..." beginnen. Sie schwören nun, jedwede Reue und Selbstanklage bezüglich der betreffenden Geschichte loszulassen.

Verzeihen Sie der Situation:

Lassen Sie als Nächstes alle Bindungen an Schuld und Schuldgefühle los, die immer noch energetisch mit der "Situation" verbunden sind, das heißt, die Umstände, die das Geschehen umgaben.

Verzeihen Sie dem Täter:

Lassen Sie jetzt alle Anklagen, Beschuldigungen und Vorwürfe an andere involvierte Personen los. Denken Sie daran, dass jeder Mensch immer in der Überzeugung handelt, gerade in diesem Augenblick das Richtige zu tun. Wenn Sie es mit einer "emotional behinderten" Person zu tun haben, dann wird klar, dass eine faire, gerechte und menschliche Reaktion nicht zu erwarten war und ist. Vergeben Sie ungeachtet aller Begleitumstände, denn am Ende tun Sie es für Ihren eigenen Seelenfrieden und Ihre Gesundheit.

Vergeben Sie Gott:
Entlassen Sie Gott, oder was immer Sie als göttliche Quelle bezeichnen, aus seiner "Verantwortung", Unheil von Ihnen fern zu halten. Wir lernen ausschließlich durch das Erfahren, Durchleben und Transformieren negativer Umstände. Mit Ihrem Verstand können Sie die Ihnen zugeteilten Lebensaufgaben und die daraus resultierenden Ereignisse nicht begreifen.

Verständnis und Dankbarkeit für die gelernten Lektionen:
Sobald der Schüler wirklich vergeben kann, wird er sich von der "Geschichte", die das Trauma hervorgerufen hat, befreien und in der Lage sein, für die Erfahrung und die wertvollen Lektionen, die er gelernt hat, echte Dankbarkeit zu empfinden. Dieser "erwachte Zustand" verwandelt die dunkle spirituelle Energie (Yin Shen), das die alten Erinnerungen umgibt, in helle spirituelle Energie (Yang Shen), die dann als spirituelle Energie (Ling Qi) und spiritueller Geist (Ling Shen) kultiviert und verfeinert werden kann.

Von der Methode abgeleitete **Techniken** zur Unterstützung von Heilung:

- Führen Sie Ihr favorisiertes Vergebungsritual so lange durch, bis jeglicher Zorn und Ärger verschwunden sind und verletzende Ereignises so keine Strahlkraft mehr auf Ihr Leben im Hier und Jetzt haben.
- Halten Sie sich vor Augen, dass es auch „emotional behinderte“ Menschen gibt, von denen Einsicht, Reue oder Bereitschaft zur Versöhnung nicht zu erwarten ist.

Weiterführende Literatur:
Vergebung als Chance, Robert Enright, Verlag Huber
Die Kunst zu verzeihen, Dr. Fred Luskin, MVG Verlag
Mental Healing, Clemens Kuby, Das Geheimnis der Selbstheilung, Kösel Verlag

Ein Kurs für das Loslassen:
Auf der Selfhealing.Acamdemy gibt es (zum Preis von einem Mittagessen) einen einwöchigen Kurs, in dem leicht verständlich die Schritte zum Loslassen aufgezeigt werden, sodass jedem beliebigen Trauma dauerhaft die Strahlkraft auf die Gegenwart entzogen werden kann:
https://selfhealing.academy/loslassen-kurs

Heilmethode Nr. 7

Gewohnheiten optimieren: Ihr Selbstheilungs-Schweizermesser

Kurzbeschreibung: Gesundheit ist ein Kind der Gewohnheiten.
Wirkebene: körperlich
Schwierigkeitsgrad: einfach, manchmal aber nicht leicht
Voraussetzung: Bereitschaft zur Veränderung
Besonderheit: Die moderne Forschung schreibt so manches "Naturgesetz der Lebensbalance" neu.

"Ich saufe, weil ich nicht zu rauchen aufhören kann."
- Unbekannt

Bewegung

"Braucht eure Körper; was nicht gebraucht wird, fault."
- Georg Groddeck

Wussten Sie, dass ein Steinzeit-Mensch durch die Notwendigkeit zu jagen und zu sammeln im Durchschnitt täglich über 20 Kilometer zurücklegte?

Obwohl uns die Segnungen der modernen Zivilisation eine deutlich höhere Lebenserwartung beschert haben, ist das evolutionäre Erbe gleichgeblieben. Und das verlangt, dass alle biologischen Systeme beansprucht werden, damit sie optimal funktionieren.

In anderen Worten: Der moderne Mensch ist von seiner genetischen Programmierung her immer noch mit seinen tausende Jahre alten Ahnen vergleichbar. Und diese hatten weder ein üppiges Supermarktangebot noch motorisierte Fortbewegungsmittel.

Der Körper ist - damals wie heute - auf das Verbrauchen von Kalorien ausgelegt, sei es für das Sammeln, das einem Ausdauertraining entspricht, oder für das Jagen, das Schnellkraft erfordert. Aber da wir heute andere Berufe ausüben, als die des Jägers und Sammlers, *müssen* wir Sport treiben, um gesund zu bleiben. Die einzige Alternative dazu wäre die radikale Beschränkung der täglichen Kalorienaufnahme. Aber selbst dann würden wir uns von der Fülle an positiven Effekten abschneiden, die Sport und Bewegung mit sich bringen.

Wer sich regelmäßig bewegt, stößt unter anderem folgende Vorgänge an:

- Die Herztätigkeit wird angeregt, der Blutfluss erhöht.
- Eine Kaskade an Botenstoffen wird freigesetzt
- Im Gehirn entstehen neue Nervenbahnen.
- Krankes Gewebe heilt, das Zellwachstum wird angeregt, die Erbsubstanz repariert.
- Muskelmasse wird aufgebaut, wodurch auch das Skelett gestärkt wird, die Gelenke werden geschmiert und es werden Myokine ausgeschüttet.
- Die Atmung wird aktiviert.

Jedes Kind weiß, dass Bewegung guttut, und die Wissenschaft entdeckt immer neue heilende Effekte von sportlicher Aktivität. Damit ist klar: Sport dient nicht nur der Kalorienverbrennung, sondern ist darüber hinaus eine hocheffektive Therapie, und zwar sowohl auf physischem wie psychischem Niveau. Wer regelmäßig Krafttraining macht, stärkt die Muskulatur und damit auch das Skelett, was der häufig schleichend einsetzenden und zunächst unbemerkt verlaufenden Osteoporose entgegenwirkt. Neuere Studien haben gezeigt, dass ein aktiver Muskel den Knochen, mit dem er verbunden ist, dazu anregt, über das Knochenmark neue

Zellen zu produzieren. Dieter Felsenberg, Leiter des Zentrums für Muskel- und Knochenforschung der Charité in Berlin empfiehlt daher auch älteren Menschen, ein bis zweimal pro Woche ins Fitnesscenter zu gehen, um gezielt Krafttraining zu machen. Die sogenannten Myokine werden ausschließlich durch Muskelaktivität freigesetzt. Auf Krafttraining im Allgemeinen und Myokine im Speziellen wird weiter unten im Detail eingegangen.

Fast alle heute epidemischen Wohlstandskrankheiten lassen sich mit dem richtigen Maß an Bewegung vermeiden. Sie sorgt dafür, dass sich der Blutdruck normalisiert, die Arterien frei von Ablagerungen bleiben und sich die Blutfettwerte, wie z.B. das Cholesterin, im grünen Bereich bewegen. Selbst Typ 2 Diabetiker können ihren Zuckerhaushalt durch Ausdauertraining in einer Weise regulieren, dass sie weniger und manchmal sogar keine Medikamente brauchen.

Sport dürfte auch eine hervorragende Präventivmaßnahme für Krebs sein. Cornelia Ulrich, Leiterin der Abteilung für Präventive Onkologie am Krebsforschungszentrum in Heidelberg, formuliert es so: "Körperliche Ertüchtigung stimuliert die Reparatur von Defekten in der Erbsubstanz DNA, welche als Auslöser von Krebs gelten. Zum anderen sinken der Blutzuckerspiegel sowie die Menge der Botenstoffe Insulin, IGF-1 und 2, welche ebenfalls im Verdacht stehen, Tumorwachstum zu begünstigen."
Doch nicht nur zur Prävention wird Sport von den Heidelberger Krebsforschern empfohlen, sondern auch für Menschen, bei denen die Diagnose „Krebs“ bereits gestellt wurde.

Dies deckt sich auch mit Forschungen aus den Vereinigten Staaten. Die amerikanische Brustkrebs-Spezialistin und Buchautorin Carolyn Kaelin sagt:

“Wird bei einer Frau Brustkrebs diagnostiziert, so sollte sie sofort mit einem Fitnessprogramm beginnen, auch wenn ihr nicht danach zumute ist.”

Möglicherweise sind die positiven Effekte auch auf die vermehrte Ausschüttung der Botenstoffe Endorphin, Dopamin und Serotonin zurückzuführen, da diese wie körpereigene Antidepressiva wirken. In einer amerikanischen Studie wurden ca. 100 depressive Patienten medikamentös behandelt, während man einer ebenso großen Vergleichsgruppe nur Placebos gab, sie jedoch gleichzeitig dreimal wöchentlich auf dem Laufband joggen ließ. Das Ergebnis nach vier Monaten war, dass sich die Personen aus der Sportler-Gruppe deutlich besser fühlten als diejenigen aus der Medikamenten-Gruppe, also messbar weniger depressive Symptome aufwiesen. Selbst das Gehirn profitiert in zweifacher Weise von regelmäßiger Bewegung. Zum einen wird der Dopamin-Abbau verlangsamt, was, wie bereits oben erwähnt, stimmungsaufhellend wirkt, und zum anderen erhöht sich durch regelmäßigen Sport auch die Gehirnplastizität. Speziell der Hippocampus, der für Lernen und das Erinnern zuständig ist und der normalerweise mit dem Alter schrumpft, wächst bei einem regelmäßig sportlich aktiven Menschen messbar an.

„Der schlechte Arzt verkauft dem Patienten eine Knieprothese oder ein Hüftgelenk. Der gute Arzt berät seinen Patienten und sagt ihm: Bewegen Sie sich.“

- Prof. Jürgen Steinacker,
Ulmer Universitätsklinikum

Das American College of Sports Medicine hat vor einigen Jahren die Initiative „Exercise is Medicine“ (Sport ist Medizin) ins Leben gerufen. Der oben zitierte Kardiologe und Sportmediziner Prof. Steinacker ist einer derjenigen, die diesem Ansatz auch in Europa Geltung verschaffen wollen: Anerkennung von Bewegungstraining als verschreibungsfähiges Heilmittel.

Krafttraining

Eine ausgeprägte Muskulatur wurde bis dato in erster Linie als sichtbarer Ausdruck von Sportlichkeit gesehen. Doch neueste wissenschaftliche Erkenntnisse zeigen, dass ein Muskel wesentlich mehr leistet als bisher angenommen.

So kann man heute sagen, dass eine ausgebildete und aktive Muskulatur nicht nur Rücken- und/oder Gelenkschmerzen vorbeugt, sondern darüber hinaus biochemische Substanzen ausschüttet, die uns vor Gefäßerkrankungen, Diabetes, Osteoporose, Alzheimer, Depression und sogar Krebs schützen.

> *“Der Muskel interagiert direkt mit dem Immunsystem. Dadurch gibt es sowohl präventive als auch heilende Effekte auf eigentlich jede Krankheit.”*
>
> *- Wilhelm Bloch, Experte für molekulare und zelluläre Sportmedizin an der Deutschen Sporthochschule Köln*

Der Mensch hat 656 Muskeln, die bei Männern etwa 40%, bei Frauen etwa 23% des Körpergewichts ausmachen. Noch bis vor kurzem wurden Muskeln auf ihre Funktion innerhalb des Bewegungsapparates reduziert. Doch im Jahr 2007 machte die dänische Forscherin Bente Pedersen eine erstaunliche Entdeckung: Muskeln bilden hormonähnliche Botenstoffe, die eine Reihe von essentiellen Körperfunktionen beeinflussen. Pedersen nannte sie “Myokine” - zusammengesetzt aus den griechischen Worten „Mys“ für Muskel und „Kinema“ für Bewegung.

Myokine optimieren unter anderem den Fettstoffwechsel, den Organstoffwechsel und den Insulinstoffwechsel. Es handelt sich also um Substanzen, die wir möglichst zahlreich im Körper ansammeln sollten.

Da diese Wunderstoffe im Muskel gebildet und nur durch Muskelaktivität ausgeschüttet werden, kann man heute sagen, dass zwischen aktiver Muskelmasse und Gesundheit ein direkter Zusammenhang besteht. Aus diesem Grund verschreiben immer mehr Ärzte sowohl physisch als auch psychisch erkrankten Patienten Krafttraining, was bis vor kurzem noch als Behandlungsfehler angesehen wurde.

Es versteht sich dabei natürlich von selbst, dass die Belastung immer der Physis des Patienten angepasst sein muss.

Nach heutigem Stand der Forschung (2019) sind einige hundert Myokine und ihre Wirkweise erforscht, man geht aber davon aus, dass noch zahlreiche weitere existieren.

Einige Beispiele:

INTERLEUKIN 6 (IL-6) ist das am besten erforschte Myokin. Es begünstigt die Aufnahme von Zucker in die Muskelzellen, wodurch es eine wichtige Rolle bei der Behandlung, Vermeidung und auch bei der Heilung von Diabetes spielt. Außerdem wirkt IL-6 entzündungshemmend und hilft körpereigenen Killerzellen beim Aufspüren von Krebszellen.

VEGF regt das Wachstum von Blutgefäßen an, was gleichermaßen segensreich für alle Organe ist, egal ob Herz, Gehirn oder Niere. Darüber hinaus wirkt VEGF blutdrucksenkend, da es die Gefäße entspannt.

INTERLEUKIN 15: wirkt anregend auf das Immunsystem und fördert die Fettverbrennung, vor allem im Bauchbereich.

IGF-1 und FGF-2: wirken der Ausbildung einer Osteoporose entgegen, indem sie die Knochenneubildung anregen.

Myokine tasten Zellen ab und docken an sogenannten „Rezeptoren“ an. Dort geben sie spezifische Signale ab und lösen dadurch Reaktionen innerhalb der Zelle aus, welche in der Folge beispielsweise deren Elastizität oder Regenerationsfähigkeit beeinflussen. So kann die Dehnbarkeit der Gefäße erhöht und das Herz-Kreislauf-System positiv beeinflusst werden. Aber auch für die Heilung von Diabetes II und die Krebstherapie wird den Myokinen immer mehr Bedeutung beigemessen.

Aktuelle Studien, die die Rolle der Myokine im Zusammenhang mit Brust- und anderen Krebsformen erforschten, konnten zeigen, dass regelmäßiger Sport das Brust- und Darmkrebsrisiko um 25 bis 30 Prozent senkt. In diesem Zusammenhang soll jedoch nicht verschwiegen werden, dass der exakte Wirkmechanismus noch nicht bekannt ist.

Fest steht: Bei einem intensiven Intervalltraining mit hoher Belastung wird in kürzerer Zeit eine höhere Myokin-Ausschüttung erreicht als bei zwei Stunden Ausdauertraining. Dies sollte Sie jedoch keineswegs dazu veranlassen, weniger Ausdauertraining zu betreiben. Beide Trainingsformen haben jeweils für sich positive Effekte und sind daher unverzichtbar.

Abseits des Themas “Myokine” fanden Forscher des Universitätsklinikums des Saarlandes heraus, dass Krafttraining auch auf genetischer Ebene einen Effekt hat, indem es für eine Erneuerung der Telomere sorgt. Diese haben einen wesentlichen Einfluss auf die Lebenserwartung, da sie sich bei jeder Zellteilung etwas verkürzen, bis sie schließlich aufgebraucht sind, was den programmierten Zelltod einleitet. Sie können die diesbezügliche Studie hier einsehen: https://is.gd/CbIDMc

"Ein muskulöser Körper ist nicht nur aus ästhetischen, sondern auch aus gesundheitlichen Gründen von Vorteil. Eine gut entwickelte Muskulatur schützt vor Erkrankungen wie Haltungsschäden, Osteoporose und Diabetes und erhöht sogar die Lebenserwartung. Deswegen kann das Motto nur lauten: Her mit den Hanteln."

- Wilfried Dubbels in Pharmazeutische Zeitung
Ausgabe 31/2015

Bitte beachten Sie, dass das Krafttraining immer an Ihre Grundphysis angepasst werden muss.

Ernährung

Ja, es gibt heute so viele Ernährungsphilosophien wie Brotsorten, und teilweise widersprechen sie sich diametral. Ein paar Grundsätze sind dennoch allgemeingültig. Die heutigen Ernährungs-Hauptsünden sind:

- Wir essen zu viel. Jede Mahlzeit ist nicht nur "Sprit" für Ihre Maschine namens Körper, sie generiert auch Abfallprodukte. die nicht immer restlos ausgeschieden werden können. Die Balance aus genug-zu-sich-zu-nehmen, um optimal bei Kräften zu sein, ohne gleichzeitig unnötigen Ballast "an Bord" zu holen, ist nicht immer einfach.
- Wir essen unbewusst: Sind Sie sich bewusst, was Sie gerade in sich aufnehmen? Woher kommt es, wer oder was hat dafür Arbeit vollbracht oder gar sein Leben gelassen? Haben Sie je Dankbarkeit dafür empfunden?
- Wir kauen zu wenig und schlucken zu hastig.
- Wir essen zu viel Fleisch.
- Wir hören nicht darauf, was der Körper will.

Gedanken des Autors:

Vor vielen Jahren hatte ich einen Interviewtermin mit einem Azteken-Sprecher namens Xokonoschtletl in einer Wiener Fußgängerzone. Xokonoschtletl hat eine Vision, der er sein gesamtes Leben unterordnet, nämlich, die Azteken-Federkrone, die einen enormen kulturellen und spirituellen Stellenwert für sein Volk hat, aus dem Wiener Volkskundemuseum nach Mexiko zurückzuholen. Obwohl es relativ eindeutig ist, dass die Krone gestohlen wurde, hat man sie bis heute nicht retourniert.

Ich sah ihn zur vereinbarten Zeit in voller Azteken-Tracht und mit indianischem Federschmuck auf dem Kopf auf einer Parkbank sitzen und auf einem Stück Brot herumkauen. Ich begrüßte ihn, nahm neben ihm Platz und wollte sogleich mein Interview beginnen. Aber anstatt mir eine Antwort auf meine erste Frage zu geben, sagte Xokonoschtletl in ruhigen Worten: "Wenn wir essen, sprechen wir nicht." So musste ich still warten, bis er in aller Ruhe fertig gegessen hatte. Ich kann mich noch gut an die Situation erinnern, in der nichts anderes als "Jetzt wird bewusst gegessen" angesagt war.

Wir kamen später nochmals auf das Thema Nahrung zurück und zwar konkret auf das Pro und Kontra von Vegetarismus. Xokonoschtletl ist der Ansicht, dass jede Form von Leben, also auch Pflanzen, über Bewusstsein verfügt, einen Lebenswillen hat und auch in einer gewissen Weise Reaktionen von Leid zeigt, wenn sie "stirbt".

Es ist also in seiner Kultur in Ordnung, hin und wieder Fleisch zu sich zu nehmen. Allerdings in Maßen und mit einer gewissen Achtung vor dem Wesen, das dafür sein Leben gibt.

> *"Wenn wir ein Tier töten, dann sprechen wir diese Anrufung: Liebes Reh, mein Geist entschuldigt sich aufrichtig bei Deinem Geist, dich töten zu müssen. Meine Familie und ich sind hungrig, meine Kinder brauchen Nahrung. Ich verspreche Dir, alles von deinem Körper zu verwerten, Dein Fleisch, Deine Innereien, Dein Fell und Deine Zähne.*

Wir werden nichts vergeuden oder wegwerfen. Eines Tages, wenn mein Körper stirbt, wird er das Gras düngen, das Deine Kinder fressen. Ich danke Dir."

Viele Menschen, die sich selbst von schwersten Krankheiten geheilt haben, schwören auf biologische Rohkost. Meine Ansicht dazu: Es kann bestimmt nicht schaden, wenn Sie Ihrem Körper hochwertiges Bau- und Brennmaterial zur Verfügung stellen. Die Nahrung ist neben der Bewegung der wesentlichste Aspekt für unsere Physis. Aber es ist eben auch nur EIN Aspekt. Ich kannte jemanden, der eine Krebserkrankung hatte und in der Folge auf Rohkost umstellte. Diese Person hatte für alle sichtbar mit den Themen Aggression, Ärger und Zorn zu kämpfen. Nach einigen Monaten verstarb sie trotz Rohkost an der Krankheit. Damit will ich den Rohkost-Ansatz keineswegs verunglimpfen, sondern nur darstellen, dass der beste Weg zur Gesundheit derjenige ist, der die Disharmonie und damit den eigentlichen Krankheitsauslöser adressiert.

Seriöse Ernährungsberater beziehen auch immer den Menschentypus in die Diagnose bzw. Empfehlungen mit ein. Was für den einen Gift ist, kann für den anderen heilend wirken.
Es ist ein offenes Geheimnis, dass falsche Nahrung häufig der Auslöser von Krankheit ist. Zu den Ernährungsgewohnheiten gehört aber auch der Rahmen, also wo, wie, mit wem, wie schnell und in welcher Stimmung wir essen.

Atmen

"So Du zerstreut bist, lerne auf den Atem zu achten."
- Gautama Buddha

Wenn man Menschen fragt, was das kostbarste Gut in ihrem Leben ist, dann antworten sie zumeist "Wasser". Doch es ist der Atem, ohne den wir nicht einmal wenige Minuten überleben können. Vom ersten Schrei bis zum letzten Hauch sind wir von Atem beseelt. Etwa 15.000 bis 20.000 Mal pro Tag schöpfen wir neue Lebensenergie durch unseren Atem.

US Navy Seals (Amerikanische Elite-Marinesoldaten) nutzen gezielt eine besondere Atemtechnik in der Vorbereitung auf einen Einsatz. Für diese Berufsgruppe hat Mystik oder Energetik keinerlei Stellenwert. Navy Seals wenden ausschließlich die effizientesten Techniken an, die zurzeit zur Verfügung stehen. Und Atemtechnik hilft besser als jede chemische Substanz zu beruhigen und zu fokussieren.

Die Atmung wird vom vegetativen Nervensystem gesteuert, das auch Blutfluss, Herzschlag und Verdauung regelt. Von all diesen unbewusst ablaufenden Körpervorgängen kann als einzige die Atmung willentlich beeinflusst werden. Dadurch ergibt sich eine positive Kettenreaktion im Körper, die über das Erreichen eines Entspannungszustandes weit hinausgeht.

“Wie du atmest, so lebst du.”

- Andreas Tenzer

Die Erklärung dafür ist einfach: Der Atem ist Taktgeber für eine Reihe von essentiellen Abläufen im Körper. Das Ein- und Ausatmen bewirkt Ausdehnung und Zurückschwingen der Körperwände. Man könnte von einer Atemwelle sprechen, die Zug, Druck und Entspannung im gesamten Körpergewebe, bis hinunter auf die Zellebene auslöst. Das Zwerchfell als Hauptatemmuskel ist mit dem Herzbeutel und der Lendenwirbelsäule verbunden. Dadurch wirkt jeder Atemzug unterstützend auf die Herzdurchblutung und gibt gleichzeitig Impulse auf die Wirbelsäule. Diese beeinflusst die Haltung, fördert die Durchblutung, den lymphatischen Rückfluss und die Tätigkeit der Verdauungsorgane.

Zudem wird beim Ausatmen ein Großteil der im Körper

anfallenden Säuren abgeatmet. Sie sehen, die Bedeutung des Atems geht weit über das Thema Gasaustausch hinaus.

Über das richtige Atmen, das heißt die perfekte Balance von Atemrhythmus, Atembewegung und Atemvolumen, beeinflussen Sie Fehlhaltungen, Schmerzen, psychische Disharmonien, Verdauungsprobleme, Erschöpfungszustände, etc.

Tiefe Meditation ist für viele Menschen ein sehr schwierig zu erreichender Zustand. Die Atmung bewusst wahrzunehmen und zu steuern ist dagegen einfach, und die wohltuenden Effekte sind denen der Meditation durchaus ähnlich.

Der in den USA tätige Zellbiologe Dr. Sundar Balasubramanian nahm, während er bestimmte Atemübungen ausführte, eine erhöhte Speichelproduktion wahr. Es stellte sich heraus, dass dies ein generelles Phänomen von Pranayama ist, also dem Teil der Yogischen Tradition, der sich mit Atemübungen beschäftigt.

Speichel wird gemeinhin als Verdauungssaft gesehen, jedoch weiß man heute, dass über den Speichel zahlreiche Proteine, Hormone und Botenstoffe in den Blutkreislauf gelangen.

Im Jahr 2015 führte Dr. Balasubramanian dann eine Studie durch, die zum Ziel hatte, die Speichelzusammensetzung während und nach Atemübungen qualitativ und quantitativ zu messen. Die subjektive Wahrnehmung, dass der Körper während der Übungen generell mehr Speichel produzierte, konnte experimentell nachgewiesen werden. Wesentlich interessanter ist jedoch der Umstand, dass im so zusätzlich entstehenden Speichel deutlich erhöhte Mengen an NGF (Neuro Growth Factor) messbar sind. NGF ist ein Eiweißbaustein, der für das Nervenwachstum und die Ausbildung von Nervenverbindungen essentiell ist, aber auch Langlebigkeit und Stressresistenz von Nervenzellen begünstigt. Alzheimer-Patienten haben typischerweise einen Mangel an NGF und so bemüht sich die medizinische

Forschung, es auf künstlichem Weg in den Körper einzuschleusen, beispielsweise durch Injektionen direkt ins Gehirn.

Ein wunderbares Beispiel dafür, wie oftmals einfache, naheliegende und sogar kostenlose Techniken, die nachweislich den gewünschten Effekt erzielen, ignoriert, und stattdessen aufwendige und teure Verfahren gesucht und angewendet werden.

Dr. Balasubramanian konnte mit seinem Pranayama Experiment darüber hinaus auch zeigen, dass durch die Atemübungen im Speichel signifikant erhöhte Mengen folgender Stoffe messbar waren:

- Proteine, welche wichtig für die Tumorbekämpfung sind, und
- für die Immunabwehr essentielle Antikörper

Die Atemstudie von Dr. Balasubramanian können Sie hier einsehen: https://is.gd/RBn1Kv

Zwei empfehlenswerte Pranayama Atemübungen:

1.) *„Die siegreiche Atmung“* (Ujjayi)
Dafür verengen Sie die Stimmritze, was zu einem hörbaren Reibelaut führt. Der Atemvorgang wird verlangsamt. Durch den künstlichen Widerstand werden alle Atemorgane trainiert. Das Einatmen wird kräftigend, das Ausatmen entspannend. Als Variation können Sie beim Ausatmen auch einen Summton erzeugen. Die dabei entstehenden Schwingungen wirken ebenfalls entspannend.

2.) *„Die wechselseitige Atmung“* (Nadi Sodhana)
Bei dieser Atemtechnik benutzen Sie immer nur jeweils ein Nasenloch und halten das jeweils andere mit Daumen oder Ringfinger zu: Rechts ausatmen, rechts einatmen, dann beide Nasenlöcher verschließen und Luft etwas anhalten, links ausatmen, links einatmen usw. Die wechselseitige Atmung ist eine der zentralen Atemübungen im Yoga. Sie verbessern dadurch die Zellatmung und reinigen Energie- und Nervenbahnen. Während einer solchen Übung hatte Dr. Balasubramanian die erhöhte Produktion von Speichelsekret erstmals beobachtet

Schlafen

“Schlaf ist die beste Medizin”

- Volksmund

Jahr für Jahr nehmen 1,6 Milliarden Menschen aus 70 Ländern an einem gigantischen Schlaf Experiment teil. Es ist dies die Sommerzeit/Winterzeit-Umstellung. Hätten Sie gedacht, dass an dem Tag nach der Sommerzeitumstellung, an dem also eine Stunde weniger Schlaf zur Verfügung steht, die Rate der Herzinfarkte um 24% nach oben geht? Und am Tag nach der Umstellung auf Winterzeit, an dem man eine Stunde Schlaf geschenkt bekommt, dieselbe Rate der Herzinfarkte um 21% zurückgeht? Ähnlich sehen die Statistiken übrigens bezüglich Hirnschlägen, Autounfällen und Selbstmorden aus.

Diese beeindruckende Studie können Sie hier einsehen: https://is.gd/BB8l32

Die Funktion des Schlafes geht über die regenerativen Effekte des Körpers weit hinaus. Es werden Emotionen verarbeitet und geordnet, das Gedächtnis strukturiert und der Hormonhaushalt ausbalanciert, was für die Abwehrkräfte entscheidend ist. Außerdem finden während des Schlafes Entgiftungsprozesse im Gehirn selbst statt, allerdings nur, wenn die Schlafdauer ausreichend ist.

Laut DAK Gesundheitsreport 2017 kämpfen über 80% der arbeitenden Bevölkerung mit Schlafproblemen. Die WHO bringt Schlafmangel und -störungen gar mit erhöhter Krebsgefahr in Verbindung und sieht sie gleichzeitig als Risikofaktor für Herz-Kreislauferkrankungen, Bluthochdruck, Alzheimer, Multiple Sklerose und Übergewicht an - also praktisch für alle heute epidemisch auftretenden Leiden. (Quelle: https://is.gd/BF0KKs)

Ein sich hartnäckig haltender Irrglaube ist, dass nur die

ersten Stunden der Nacht wichtig für die Erholung sind.

Lassen Sie uns deshalb die Schlafphasen etwas detaillierter betrachten:

In den Schlafzyklen der ersten Nachthälfte finden die Tiefschlafphasen statt, die für die regenerativen Prozesse **des Körpers** wichtig sind. Atmung und Herzschlag verlangsamen sich, das Gehirn ist praktisch inaktiv, das "System" ist im Regenerationsmodus. Es ist übrigens nicht von Bedeutung, ob Sie früh oder spät ins Bett gehen, was zählt ist einzig die Gesamt-Schlafdauer.

Fälschlicherweise wird auch heute noch vielfach behauptet, die Tiefschlafphase wäre die (einzig) wichtige, Sie bräuchten also nicht mehr als 4 Stunden zu schlafen, um vollständig ausgeruht zu sein.

Falsch ist das vor allem deshalb, weil in der zweiten Nachthälfte die Traumschlafphasen (REM-Phasen) dominieren, welche über die **mentale Regeneration** entscheiden. Wenn Sie im Netz nach tiefergehenden Informationen zur REM-Phase suchen, werden Sie überrascht sein, wie wenig wirklich fundierte Informationen diesbezüglich zu finden sind. Ich nenne sie daher die "unterschätzte Phase" - auch deswegen, weil sie für die meisten Menschen zu kurz ausfällt.

Kennzeichnend für diese Phase ist, dass sich die Augen hinter den geschlossenen Lidern jetzt schnell bewegen (REM steht für "Rapid Eye Movement"). Weniger bekannt ist, dass das gesamte Gehirn nun hochaktiv ist. Es ist sogar so aktiv, dass sich ein während der REM-Phase gemachter Gehirnscan praktisch nicht von einem während der Tagesaktivität gemachten Scan unterscheidet. Hier passiert also einiges im Gehirn, und gleichzeitig begibt sich die Skelettmuskulatur in eine Tiefenentspannung - auch Schlaflähmung genannt. Dies soll verhindern, dass Sie das im Traum Erlebte körperlich umsetzen. Könnte die Schlaflähmung eventuell *das* Rezept gegen Rückenschmerzen sein, die ja oft auf Muskelverspannungen zurückzuführen sind, insbesondere auf die der sogenannten „Autochthonen Rückenmuskulatur“, die die Wirbelsäule stabilisiert und dem Willen nicht unterworfen ist, also nicht willentlich entspannt werden kann?

Wer ständig von seinem Wecker aus seiner REM-Phase gerissen wird, - eine Wahrscheinlichkeit, die in den Morgenstunden stark ansteigt, weil sich dann die Traumphasen verlängern - wird sich nicht nur tagsüber schlapp fühlen, sondern auch emotional unausgeglichen sein, und könnte langfristig deshalb sogar mentale Störungen wie beispielsweise Depressionen entwickeln. Laut Wikipedia bewirken verkürzte REM-Phasen “ein gesteigertes triebhaftes Verhalten (vermehrtes Hungergefühl, vermehrte sexuelle und aggressive Impulse, Lern- und Konzentrationsschwierigkeiten, Gedächtnisprobleme).” Quelle: https://is.gd/4VhYyO

Auch die Einnahme von Schlaftabletten behindert die REM-Phasen durch das chemisch erzwungene “Herunterfahren” der Gehirnaktivität.

Sie sehen, die Traum- oder REM-Phase der zweiten Nachthälfte ist keinesfalls unbedeutend!

Anmerkung des Autors:

Aus meiner persönlichen Sicht sollten alle Menschen, die mit Erziehung und Schule zu tun haben, also Eltern, Lehrer, Bildungspolitiker, etc., Grundkenntnisse über die einzelnen Schlafphasen und deren Funktion haben. Was Sie einem Kind durch Unterbrechung einer REM-Phase an mentalem Ausgleich und Gehirnfitness nehmen, können Sie im Laufe des Tages nicht mehr “hineintrainieren”.

Der individuelle Schlafbedarf eines Menschen ist angeboren und ändert sich im Lebensverlauf nicht. Ob Sie also mit 7 Stunden auskommen oder doch eher 9 brauchen, wird von Ihrem genetischen Programm bestimmt. Dieses ist zwar, wie an anderer Stelle erwähnt, veränderbar, jedoch müssten

Sie, um das zu tun, gravierend in Ihren Lebenskosmos eingreifen. Also z.B. an einen klimatisch optimalen Ort ziehen, künstliches Licht vermeiden, körperlich sehr aktiv sein, u.a.m.

Eine Schlafstörung bedeutet nichts anderes, als dass die natürlichen Schlafphasen entweder in ihrer Länge oder in ihrer Abfolge aus dem Lot geraten.

Verkürzter oder gestörter Tiefschlaf führt beispielsweise zu verminderter Ausschüttung von Wachstumshormonen. Diese haben eine Reihe von wichtigen Funktionen, wie z.B. die Beeinflussung von Fettdepots und Muskelmasse. Hier wird also der Zusammenhang von gesundem Schlaf und Übergewicht deutlich.

Verkürzter oder gestörter Traumschlaf hingegen scheint die Psycho-Hygiene zu beeinflussen und kann deshalb das psychische Gleichgewicht stören.

Es ist schon erstaunlich, welchen Heil-Effekt allein der normale Schlafrhythmus hat, also ein Schlaf, in dem alle Phasen in ausreichender Länge ablaufen.

Wissenschaftlich erwiesen ist, dass, wer dauerhaft weniger als 7 Stunden schläft, sein Leben deutlich verkürzt. Dann werden neben allerhand unerwünschten Effekten sogar Gene verändert, und zwar diejenigen, die für Entzündungshemmung, Immunantwort und Stressreaktionen verantwortlich sind.

Wie können Sie Ihren individuellen Bedarf ausmachen? Gönnen Sie sich im Urlaub eine Woche, in der Sie jeden Tag ausschlafen.

Oder gehen Sie während Ihres normalen Alltags schrittweise so lange immer früher ins Bett, bis Sie ganz von selbst zu dem Zeitpunkt aufwachen, zu dem vorher Ihr Wecker klingelte. Um auch tatsächlich immer früher einschlafen zu können, empfiehlt es sich, die körperliche Aktivität zu steigern.

Anmerkung des Autors:
Ich gehöre zu denjenigen Menschen, deren Schlafbedürfnis am oberen Ende der Skala liegt. Das war schon in meiner Kindheit so. Da ich in einem kleinen Dorf aufgewachsen bin und mit dem Zug in die Schule fahren musste, klingelte der Wecker 6 Tage in der Woche bereits um 5:50 Uhr. Um bei dieser Aufwachzeit ausgeruht und motiviert zu sein, hätte ich abends um 9 Uhr einschlafen müssen - eine für einen Teenager unrealistische Zeit. Ich bin davon überzeugt, dass das daraus resultierende Abgeschlafftsein, die nie enden wollende Müdigkeit, die scheinbar nur dann verschwand, wenn es Zeit war, wieder ins Bett zu gehen, in einem hohen Grad für meine schlechten Schulleistungen und meine nicht vorhandene Motivation verantwortlich waren.

Als Betroffener hatte ich den Traum, dass meine Kinder einmal die Wahl haben sollten, in eine normale Schule für Frühaufsteher zu gehen, oder aber in eine für Langschläfer mit entsprechend angepassten Unterrichtszeiten. Leider hat er sich nicht erfüllt.

> *"Der Schlaf hat den größten Einfluss auf unser Wohlergehen und unsere Gesundheit. Über 90% der Gesundheit hängen vom Schlaf ab."*
>
> *- Prof. Dr. med. William C. Dement, 40 Jahre lang Leiter des Schlaf-Forschungszentrum an der Stanford University, USA*

Abhärtung & Selbstwirksamkeit

Einem Extremsportler wie Wim Hof begegnet man nicht alle Tage. Der Niederländer besteigt Berge wie den Kilimandscharo in kurzen Hosen, läuft, ebenfalls nur mit Shorts bekleidet und ohne zu trinken, einen Halbmarathon durch die namibische Wüste, sitzt fast zwei Stunden bis zum Hals in einem Eisbad, taucht 52 Meter unter einer Eisdecke etc. etc. Insgesamt hält Hof 26 Einträge im Buch der Rekorde, nicht wenige davon hat er erst vor kurzem, also in seinen 50er Jahren aufgestellt.

Diese fast übermenschlichen Leistungen haben auch Interesse bei Wissenschaftlern geweckt, die Wims Körperfunktionen genau vermessen haben, während er sich der Kälte aussetzte. Die Grunderkenntnis daraus ist, dass dieser Mensch in der Lage ist, das vegetative Nervensystem zu beeinflussen, also normalerweise unbewusst ablaufende Vorgänge wie die Steuerung der Körpertemperatur oder der Adrenalinausschüttung willentlich zu regeln.

Wim Hof behauptet, dass im Grunde jeder Mensch dazu in der Lage ist. Und um dies zu beweisen, hat er seine eigene Methode begründet, die drei Ansätze vereint:

- Besondere Atemtechnik
- Abhärtung
- Willenskraft

Tatsächlich gelang es Anwendern der Wim Hof-Methode, eine Injektion von E-Coli Bakterien ohne die dadurch normalerweise einsetzenden Krankheiten zu überstehen. Man stellte im Blut der Probanden einerseits ein ungewöhnliches Sauerstoff/CO2-Verhältnis und andererseits ein extremes Adrenalin-Niveau fest. Letzteres war höher als das bei Menschen, die unmittelbar vor ihrem ersten Bungee-Jump stehen. Sie können die 2014 an der Radboud Universität durchgeführte Studie hier einsehen: https://is.gd/7qjFvk

Wim Hof ist überzeugt, dass die im Menschen natürlicherweise angelegten Fähigkeiten, sich auf Extreme einzustellen, in der modernen Welt schlichtweg verkümmern. Er folgert daraus, dass dadurch auch das Feingefühl für körperinterne Abläufe verloren geht. Dieses könne jedoch durch ein kontinuierliches Verschieben der Komfortzone wiedererlangt werden.

Diese Ansicht wurde erstmals im 17. Jahrhundert von diversen Ärzten in Europa vertreten, die Patienten ermunterten, sich durch “Wasserkuren”, aber auch andere Maßnahmen wie einfache Kost, Schlafen auf harter Unterlage oder Barfußgehen abzuhärten.

Die Idee, dass die Verweichlichung an diversen Leiden schuld sei, wurde populär. Über Jahrhunderte hatte man beobachtet, dass diejenigen Soldaten, die die wenigsten Annehmlichkeiten genossen, gleichzeitig die zähesten Kämpfer waren. Diese Erkenntnis führte dazu, dass man Soldaten im Preußischen und auch noch im Dritten Reich durch Prügel “abhärten” und desensibilisieren wollte. Was damals in die eine Richtung völlig aus dem Ruder lief, wird wahrscheinlich in der heutigen Zeit in die andere übertrieben.

Dabei sind sinnvolle Abhärtungsmaßnahmen für jedermann möglich, vorausgesetzt, man verschlechtert dadurch nicht ein akutes Leiden.

Sie müssen dafür nicht wie Wim Hof stundenlang halbnackt im Eis verbringen. Abhärtung bedeutet nichts anderes, als die Grenzen des leicht Erträglichen bzw. Erreichbaren zu verschieben und dadurch den Körper zu stärken und die Widerstandskräfte zu erhöhen.

Beispiele für den Alltag:

- Immer öfter bzw. länger kalt duschen
- Wöchentlich einen Liegestütz (oder eine andere Fitnessübung) mehr machen
- Bei immer kühleren Temperaturen bei offenem Fenster schlafen
- Atemübungen jede Woche um eine Minute verlängern
- Eine Mahlzeit einmal aus nur einem einzigen Lebensmittel bestehen lassen (beispielsweise einem Stück Brot, oder 2 Äpfeln, Nüssen...)

- Immer öfter über immer gröbere Oberflächen barfuß gehen, was übrigens eine der effektivsten Kneipp-Anwendungen darstellt

Mit dem Verschieben der eigenen Leistungsgrenzen erhöhen Sie Ihre Selbstwirksamkeit, also das Vertrauen in sich selbst, eine Aufgabe erfolgreich erledigen zu können. Das Konzept der Selbstwirksamkeit ist im Kontext von Selbstheilung von enormer Bedeutung. Menschen mit hoher Selbstwirksamkeit sind davon überzeugt, ein bestimmtes Ziel aus eigener Kraft erreichen und dabei Widerstände und Hindernisse überwinden zu können. Sie verfolgen ihre Ziele mit einer optimistischen Erwartungshaltung.

Um die eigene Selbstwirksamkeit zu erhöhen, reichen kleine Aufgaben wie die oben aufgeführten, die mit einem erträglichen Maß an Anstrengung zu bewältigen sind. Die Aufgabe darf also weder zu schwer noch zu leicht sein.

Wer in dieser Weise seine eigenen Grenzen kontinuierlich verschiebt, empfindet sich außerdem als Meister der eigenen Willenskraft und stärkt damit sein Selbstvertrauen.

Vielleicht ist es in Wahrheit diesen Faktoren zuzuschreiben, dass Wim Hof im Januar 2014 eine Gruppe von 26 untrainierten Personen, darunter einige chronisch Kranke in 48 Stunden auf den Kilimandscharo führen konnte, elf von ihnen in kurzen Hosen!

Soziales Netz

Mit diesem batteriebetriebenen Touchscreen-Funkgerät in unserer Tasche sind wir nicht nur mit allem Wissen der Welt verbunden, sondern auch mit einer Unzahl von Menschen, die wir mehr oder weniger jederzeit und direkt kontaktieren können. Der Level an Verbundenheit ist also so hoch wie nie zuvor. Leider geht es hier jedoch nicht um Quantität.

Fast jeder wünscht sich heute eine tolle Einbauküche mit

Kochinsel in der Mitte und diesem wunderbaren Kühlschrank aus Edelstahl. Es gibt also immer mehr von diesen Designer-Heim-Kochstudios. Doch entgegen dem Trend wird nicht nur privat weniger gekocht, sondern es gibt vor allem auch weniger gemeinsame Essen mit Freunden und Familie. Innerhalb von 10 Jahren hat sich die Zahl derartiger Treffen halbiert. Gleichzeitig verdoppelte sich die Zahl derjenigen Menschen, die sich sozial isoliert fühlen. Dies belegen zahlreiche Studien aus westlichen Ländern. Der Trend zur Single-Wohnung, die hohe Quote arbeitender Frauen und die schlechte Angewohnheit, vor laufendem Fernseher zu speisen, plus die exzessive Handynutzung sind deutliche Zeichen dieser Entwicklung.

Die bereits angesprochen epidemisch ansteigenden Depressionserkrankungen sind möglicherweise ebenfalls auf solche Faktoren zurückzuführen. Schauen wir 200 Jahre zurück, so gab es in Europa weder eine nennenswerte Zahl an Krebserkrankungen noch an Depressionen.

Wäre es also eine Lösung, es wie die Amish (christliche Glaubensgemeinschaft im Osten der USA) zu machen, die es sich auferlegt haben, wie vor 300 Jahren zu leben, also ohne Stromnetz, Autos oder Computer? Wohl kaum. Intelligenter wäre es, mit den heutigen Errungenschaften richtig umzugehen.

Aus gesundheitlicher Sicht machen die Amish aber zumindest eines absolut richtig: Sie räumen dem Interagieren in der Gemeinschaft einen sehr hohen Stellenwert ein. Damit schließen Sie einen Risikofaktor aus, dessen Bedeutung die wenigsten auf ihrem Radar haben: Einsamkeit. Diese ist nämlich schädlicher als

- das Rauchen von 15 Zigaretten am Tag,
- Fettsucht,
- keinen Sport zu betreiben.

Dies ging aus einer Aufsehen erregenden Metastudie hervor, die Sie hier einsehen können: https://is.gd/wbbhzw
Sinnstiftende, bedeutsame Verbundenheit ist nur in der physischen Begegnung mit anderen erlebbar. Folglich sind physische Treffen, gemeinsame Unternehmungen und Aktivitäten und die dabei erfolgenden Interaktionen unerlässlich für unser Wohlbefinden.

Das heißt, es muss ein Rahmen geschaffen werden, in dem nichts und niemand als derjenige Beachtung findet, in dessen Präsenz man gerade ist. Untersuchungen zeigen, dass sich ein Freund, mit dem man beispielsweise gemeinsam isst, herabgesetzt fühlt, wenn man sein Mobiltelefon auf den Tisch legt. Dabei macht es keinen Unterschied, ob man das Gerät mit dem Bildschirm nach unten hinlegt oder eingehende Anrufe wegdrückt.

Für junge Menschen ist der Suchtfaktor - tatsächlich wird bei jedem erhaltenen Facebook-Like eine kleine Dosis Dopamin ausgeschüttet - so hoch, dass sie es kaum ertragen, ihr Handy eine halbe Stunde unbeachtet zu lassen. Der Anblick von gemeinsam an einem Tisch essenden Personen, von denen jede auf einen Bildschirm starrt, sollte als Mahnung verstanden werden. Ich hoffe, dass die Gesellschaft derartige Angewohnheiten eines Tages genauso bewerten wird wie das Rauchen: Man kann es machen, aber es ist weder besonders förderlich noch klug.

Hier ein paar Strategien zur Vermeidung von sozialer Isolation:

- Nehmen Sie an einer Teamsportart teil. Hier gibt es Gruppeninteraktion, Bewegung und Spaß im Kombi-Paket. Wer gemäßigte Action bevorzugt, geht in einen Yoga- oder Qigong-Kurs oder macht zusammen mit anderen einen Waldspaziergang. Wenn Sie noch keinen Anschluss haben, fragen Sie in einer Facebook Community nach Gleichgesinnten oder besuchen Sie die Webseite der Selfhealing.Academy

- Laden Sie wieder einmal Freunde oder Familienmitglieder zu sich ein - am besten regelmäßig. In der Folge werden Sie dann selbst eingeladen, und auf diese Weise ergeben sich mehrere Treffen pro Woche.
- Besuchen Sie andere Menschen, die möglicherweise einsam sind, zum Beispiel im Krankenhaus, Kinderheim oder in einer Senioren-Residenz. So bekommen Sie nicht nur soziale Interaktion, sondern erfahren darüber hinaus auch noch die Dankbarkeit von denjenigen, die Sie solcherart überraschen.
- Legen Sie sich einen Hund zu! Auf diese Weise kreieren Sie zwei förderliche Umstände: einerseits ein Lebewesen, das laufend Ihre Zuwendung braucht, andererseits Kontakte zu anderen Hundebesitzern.
- Begeben Sie sich in unberührte Natur - notfalls auch alleine. Entsprechende Experimente zeigen, dass das Erleben der Natur uns zu freundlicheren, kontaktfreudigeren und hilfsbereiteren Menschen macht als die Betonwüste der Stadt. Sie werden also offener gegenüber anderen, was eine entscheidende Voraussetzung dafür ist, die eigene Einsamkeit zu überwinden. Natur wirkt überhaupt ausschließlich positiv auf Ihr Leben, weshalb ihr nicht zuletzt deshalb in diesem Buch ein eigenes Kapitel gewidmet ist.
- Engagieren Sie sich ehrenamtlich in einem Verein oder einer Kirchengemeinschaft.

Kapitelübergreifende Erkenntnisse

Im Folgenden sind die wichtigsten Konzepte und Strategien aus diesem Buch zusammengefasst:

> *"Heilung ist letztlich die Fähigkeit, Veränderung durchsetzen zu können."*
>
> *- Levanah Shell Bdolak*

1. **Notwendige Veränderung erkennen und umsetzen**
   Obiges Zitat bringt es auf den Punkt. Wenn Sie einen Heilungsprozess in Gang setzen bzw. unterstützen wollen, müssen Sie die Bereitschaft mitbringen, Disharmonien zu erkennen und aufzulösen. Mit anderen Worten: es muss Ihnen bewusst sein, dass bestimmte Dinge in Ihrem Leben geändert werden müssen. Und dann auch den Mut aufbringen, diese Veränderungen tatsächlich durchzuziehen.

2. **Verantwortung für sich selbst und die eigene Gesundheit übernehmen**
   Die weit verbreitete Einstellung, dass ein Arzt oder Heiler "den Job" für mich tun soll, während ich selbst in einer passiven Rolle verharre, steht dauerhafter Heilung im Wege. Selbstheilung ist dann erfolgreich, wenn ich meinen **inneren Arzt** finde und konsequent mit ihm arbeite, bis das Ziel - meine Gesundung - erreicht ist.

3. **Hypercycling**
   Diese von Prof. William Bengston gefundene Methode (im zweiten Kapitel detailliert beschrieben) ist eine machtvolle Heil- und Manifestationsmethode, die Sie

unbedingt einsetzen sollten. Um sie zu erlernen, benötigt man zwar einige Wochen, diese Zeit ist jedoch eine der besten Investitionen, die Sie in Ihrem Leben machen können.

4. **Dauerstress vermeiden**
   Jedes Lebewesen ist in der Lage, kurzfristig Stress auszuhalten. Dauerstressoren sind allerdings sehr gesundheitsschädlich und müssen daher unbedingt vermieden werden. Andernfalls sorgt eine Krankheit dafür, dass man sich aus dem stressigen Umfeld herausnehmen und auf Anderes konzentrieren *muss*.

5. **Innere Blockaden auflösen:**
   Stellen Sie sich einen Eisberg vor. Auf den Teil, der aus dem Wasser herausragt, wirkt, ein starker Nordwind. Auf den weitaus größeren Teil unter Wasser wirkt eine Meeresströmung aus Süden. Wohin wird sich der Eisberg bewegen? Ihr rationales Denken entspricht dem Teil über Wasser, Ihr Unbewusstes dem darunter. Dieses Beispiel verdeut-licht die Wichtigkeit, sich mit tiefsitzenden Glaubenssätzen zu befassen und diese aufzulösen bzw. umzuwandeln. Dabei ist es hilfreich, sich zu vergegenwärtigen, dass die meisten Glaubenssätze von anderen in Sie "hineinprogrammiert" wurden.

6. **Intention nutzen**
   Intention ist eine hochwirksame Kraft, die jedem Menschen zur Verfügung steht und zur Heilung eingesetzt werden kann. Neueste Forschungen haben dies nicht nur bestätigt, sondern darüber hinaus im Detail gezeigt, wie man die besten Ergebnisse erzielt. Mit entsprechender Emotionalität aufgeladen, kann damit physische Veränderung erzeugt werden - so auch Heilung.

7. **Innenschau & Heraustreten aus dem Alltagsbewusstsein**
Nehmen Sie sich Zeit, um all die Automatismen, die zu einem hohen Grad Ihr Leben bestimmen, anzuschauen und gegebenenfalls zu ändern. Um es mit einer Analogie aus der digitalen Welt zu beschreiben: Wenn Sie ein Programm updaten oder löschen wollen, müssen Sie es zuerst schließen. Dies kann durch regelmäßige Meditation erfolgen, oder durch jede andere Form des Zur-Ruhe-Kommens. Auch sich neuen Erfahrungen (Orte, Personen, Herausforderungen) auszusetzen, kann neue Kräfte mobilisieren.

8. **Kontakt mit Mutter Natur**
Über die Heilkraft der Erde wurde schon viel geschrieben. Wirklich spüren können Sie diese aber nur, wenn Sie tatsächlich hinausgehen, die ausgetretenen Pfade verlassen, einen Platz in der Stille finden und sich dem Leben um Sie herum anvertrauen. Bäume haben ein Sensorium für andere Lebewesen und können physisch und ätherisch helfen, was jüngst von der Wissenschaft bestätigt wurde. Allen alten Kulturen war das Wissen gemeinsam, dass die Natur den Menschen ausbalanciert und ein Abgetrenntsein von ihr zu Ungleichgewichten führt.

9. **Visualisieren & Vorauserleben**
Je öfter Sie ein Wunschbild auf Ihre geistige Leinwand projizieren und mit den korrespondierenden positiven Emotionen verbinden, umso natürlicher und selbstverständlicher rückt dieses Szenario in Ihre Lebenswirklichkeit. Dies wird häufig mit Effekten aus der Quantenphysik in Verbindung gebracht, aber wissenschaftlich fundiert herleitbar ist das Phänomen heute noch nicht. Dies ändert jedoch nichts an der Tatsache, dass eine verlässliche Ursache-Wirkung-Korrelation besteht.

10. **Selbstwirksamkeit, Zuversicht & Glaube**
Das, was ein Mensch erreichen kann, wird von vielen Faktoren bestimmt, allen voran aber dem Glauben an die eigenen Fähigkeiten und Möglichkeiten. Der vielzitierte Ausspruch von Henry Ford bringt es auf den Punkt: "Ob Sie glauben, es zu schaffen, oder es nicht zu schaffen, Sie werden in jedem Fall Recht behalten." Die Selbstwirksamkeit drückt aus, wie viel Sie sich auch im Angesicht von Schwierigkeiten und Hindernissen zutrauen. Wo immer Sie auch stehen, Sie können die eigenen Grenzen jederzeit ausdehnen.

11. **Willenskraft: Das volle Potential abrufen**
Es gibt unzählige Berichte von Menschen, die plötzlich ungeahnte Kräfte mobilisiert und so eine scheinbar ausweglose Situation noch gewandelt haben. Als im April 2009 in den italienischen Abruzzen um 3 Uhr 30 morgens die Erde bebte, schien es um die 14 Parkinson-Patienten geschehen zu sein, deren Erkrankung ein Stadium erreicht hatte, in dem sie weitgehend bewegungsunfähig waren. Wie durch ein Wunder schafften es jedoch alle 14 aus eigener Kraft, aus der mehrstöckigen, einsturzgefährdeten Klinik zu entkommen.

12. **Durchhaltevermögen**
Selbstheilung ist eine Mission, die erst dann zu Ende ist, wenn Gesundheit erreicht ist. Auf diesem Weg möglicherweise auftretende Hindernisse zeigen nur an, dass noch etwas optimiert werden kann. Nur das regelmäßige Wiederholen der gewählten Techniken sorgt dafür, dass neue Nervenbahnen geformt und alte aufgelöst werden. Das Gehirn wird so regelrecht umstrukturiert und - etwas zeitverzögert – kreieren Sie dadurch neue Lebensumstände.

13. **Den Turbo-Effekt von Gruppenintentionen nutzen**
Es wurde vielfach experimentell bewiesen, dass sich die Kraft der Intention multipliziert, wenn mehrere Menschen gemeinsam mental an einem Strang ziehen. Manche Methoden beruhen allein auf diesem Phänomen, z.B. "Kraft der 8", wo auch noch ein Rückkopplungseffekt genutzt wird, also nicht nur der Empfänger einer Intention profitiert, sondern in hohem Maß auch die Sender selbst.

14. **Fokus verändern & Altruismus**
Das, worauf Sie sich konzentrieren, wird stärker. Neue Perspektiven bekommt, wer den Blick auf das Unbekannte, Ungewohnte richtet, aber auch, wer die Ichbezogenheit hintanstellt. Sich zu fragen "Wem kann ich helfen?" anstatt "Woher bekomme ich Hilfe?", also altruistisches Interagieren, bringt messbare Heileffekte mit sich.

15. **Transformation durch die Entdeckung des Bewusst-Seins**
"Als wer leben Sie?" fragt Kurt Tepperwein immer wieder. Haben Sie einmal erfahren, dass die Identifikation mit dem Körper und dem Verstand eine Illusion ist, ergibt sich eine ganz neue Perspektive auf das Leben mit all seinen Herausforderungen. Sie bekommen eine Idee davon, was eingeweihte Meister meinen, wenn Sie davon sprechen, dass der Mensch ein ungetrennter Teil des göttlichen Bewusstseins ist. Konzepte wie Wiedergeburt, der geistige Ursprung von allem Materiellen und damit auch Geistige Heilung werden - wenn auch nicht intellektuell verstehbar - doch zu etwas, was zu uns als spirituelle Wesen gehört.

16. **Um-Erleben**
Jeder Mensch macht im Laufe des Lebens negative und

belastende Erfahrungen. Das, was im Hier und Jetzt als unangenehm erlebt wird, ist jedoch meist nicht mehr das Ereignis selbst, sondern die Erinnerung daran, letztlich also ein Gedanke. Um die negative Strahlkraft der Vergangenheit auf die Gegenwart aufzulösen, ist die Technik des Um-Erlebens hilfreich. Unangenehmes wird dabei mit neuen inneren Bildern überschrieben.

17. **Die energetische Signatur optimieren**
Sie ziehen in Ihr Leben, was Sie ausstrahlen. Stellen Sie sich vor, Sie würden sich selbst begegnen. Wie würde diese Person auf Sie wirken? Würden Sie ihre Freundschaft suchen, sie als Berater, als Elternteil, oder als Geschäftspartner haben wollen? Was würden Sie sympathisch finden, und was würde Sie abstoßen? Die energetische Signatur sollte – genauso wie die Gewohnheiten – laufend analysiert und optimiert werden.

18. **Loslassen & Verzeihen**
Auch mittels Ritualen des Loslassens können Traumata aufgelöst werden. Wenn ein Ereignis aus der Vergangenheit das Hier und Jetzt immer noch negativ beeinflusst, sollte es dringend losgelassen werden. Dabei ist es hilfreich, großes Unrecht unter der Annahme zu betrachten, dass der Verursacher "emotional behindert" war. Dadurch wird Verzeihen und Loslassen auch dann möglich, wenn der Verursacher keine Reue zeigt, oder bereits verstorben ist.

19. **Das Leben als Spiel begreifen**
Sich mit dem Gedanken anzufreunden, ein Schöpfer zu sein, der Mensch-Sein "spielt", ist ungemein transformativ. Grenzen, Hindernisse und Probleme werden so zu einer Spielwiese, die nur dazu da ist, sich im "Absolut-Perfekt-Sein" nicht zu langweilen. Dies mag auf den

ersten Blick zynisch klingen, aber wenn man den Aspekt der Seelenentwicklung mit einbezieht, dann könnte man Schwierigkeiten auch als Unterrichtsstunden auf der Universität des Lebens betrachten, die man irgendwann mit Bravour abschließen wird.

20. **Angst, Ärger, Zorn, Groll**
Wenn diese negativen Emotionen auch selten gänzlich aufgegeben werden können, so sollte man sie doch auf ein Minimum reduzieren. Geben Sie destruktiver Aufregung nie länger als ein paar Sekunden, bevor Sie wieder in Ihre Mitte zurückkehren. Was eine vom Tod bedrohte Antilope kann, gelingt auch Ihnen. Vor allem, wenn Sie sich als beobachtendes Bewusstsein selbst beim Leben zuschauen.

21. **Gewohnheiten optimieren**
Richtiges Atmen, materielle und geistige Nahrung, regelmäßige körperliche Aktivität, ausreichend Schlaf, sowie erhebende soziale Kontakte sind für das Wohlbefinden unerlässlich. Vergessen Sie auch nicht, sich hin und wieder einer Herausforderung zu stellen, die Sie ein klein wenig (über)fordert.

22. **Sich die Endlichkeit des Körpers vergegenwärtigen**
Wir leben in einer Welt, in der der Tod möglichst ausgeblendet wird. Wir sollten aber genau das Gegenteil tun. Jeder Tag, den wir erleben dürfen, ist ein großes Geschenk und sollte entsprechend gelebt werden. Die Frage: “Was würde ich tun, wenn ich nur noch ein paar Wochen zu leben hätte?” sollte regelmäßig gestellt werden. Denn die so gefundenen Antworten sind mächtige Leuchttürme, die auch so manche Krankheit locker überstrahlen.

Selbstheilung in der Praxis

Als auf Krebsheilung spezialisierter Selbstheilungs-Mentor weiß ich, dass es wichtig ist, einen Heilprozess „mehrdimensional“ anzustoßen.
Mit einer Schock-Diagnose wie zum Beispiel Krebs sehen sich die meisten Menschen zunächst von Angst und Hilflosigkeit eingezingelt.
Die wenigsten verstehen die Krankheit als Weckruf, der anzeigt: jetzt ist höchste Zeit, AKTIV zu werden – und zwar gleich auf mehreren Ebenen.

Eine schwere chronische Krankheit sagt dem/der Betroffenen immer:

„So kann es nicht weitergehen!“

Die meisten Menschen suchen jetzt externe Mittel und Behandlungen, mithilfe derer „alles wieder wie vorher“ wird.

Aber, was ist, wenn es gar nicht mehr wie vorher werden SOLL?

Wenn es darum geht, jetzt die wirklich essentiellen Themen anzuschauen und eine „Existenz“ wieder in Leben zu verwandeln? Etwas, das Freude und Begeisterung erzeugt, das mir wieder das Gefühl von Leichtigkeit und Frohsinn gibt?

Was sind diese wirklich essentiellen Themen?

- Selbstliebe (Was tut *mir* gut?
- Ausmisten (Ängste, Negativität, starre Muster)

- Lebens-Sinn
- Loslassen (von allen Belastungen der Vergangenheit)
- Begeisterung & Lebensfreude (Abenteuer!)
- das richtige Maß an Bewegung
- liebevolle Beziehungen
- die Verbindung nach Innen zu unserem wahren, unsterblichen Wesen, und
- eine gesunde Einstellung zur Sterblichkeit des Körpers

Die kürzeste Beschreibung eines Selbstheilungsprozesses lautet aus meiner Sicht:

Mental aufräumen.
Physisch aufbauen.
Spirituell aufblühen.

Diesen Prozess kann man grundsätzlich ohne fremde Hilfe anstoßen. Allerdings gibt es, wenn man mit einer akuten Erkrankung kämpft, zwei Stolpersteine:
Erstens: man sieht einen Berg vor sich, dessen Gipfel fern und dessen Pfade steil sind. Die Gefahr, sich nur halbherzig oder gar nicht auf den Weg zu machen, ist groß.

Zweitens: Wer sich dennoch aufrafft, tendiert dazu, Abkürzungen zu nehmen. Haben Sie bisher viel zu wenig Sport getrieben? Dann werden Sie vermutlich auch jetzt in Versuchung kommen, das Thema unter den Teppich zu kehren, um Ihre Komfortzone nicht verlassen zu müssen. Aber: genau um das Verlassen liebgewonnener Komfortzonen geht es jetzt. Die Frage: „Will ich SELBST HEILUNG betreiben?“ ist eine Ja/Nein Entscheidung.
„Ein bisschen“, oder „Wenn es nicht zu anstrengend ist“ sind als Antwort unzulässig.

Für den Fall, dass Sie über ein großes Maß an Disziplin und eigenem Antrieb verfügen, können Sie mit den Inhalten dieses Buches schon viel bewegen, und sich beispielsweise dieser Themenkombination annehmen:

- Erlernen des **Bengston Hypercyclings**; feinstoffliche Ebene, Selbstlernkurs hier: https://selfhealing.academy/bengston-kurs
- **Erden**; körperliche Ebene
- **Heil-Meditationen**, feinstofflich, ausgesuchte Beispiele hier: https://selfhealing.academy/meditationen
- **Krafttraining;** körperlich (sehr wichtig bei Krebs!)
- Systematisches **Optimieren der Lebensumstände**; mentale Ebene, Selbstlernkurs hier: https://selfhealing.academy/selbstheilungs-grundlagen
- **Atemtraining,** feinstofflich, körperlich & mental

Falls Sie sich bei Ihrer Selbstheilungsreise lieber an die Hand nehmen lassen möchten, gibt es wieder zahlreiche Möglichkeiten.

Ich habe als Selbstheilungs-Coach die Erfahrung gemacht, dass man am meisten durch die Strategie der kleinen, aber kontinuierlichen Schritte erreicht. Die Herausforderung muss da sein, aber nicht überwältigen. Und: man braucht möglichst regelmäßigen Kontakt zu einem kundigen Bergführer für den gesicherten Aufstieg.

In meiner 6-wöchigen „Intensiv Ausrichtung der Selbstheilungskräfte“ sind deshalb 3 wöchentliche Aktiv-Tage eingeplant, und diese sind wiederum in 2 Sitzungen unterteilt. Die erste ist der Gesprächsteil. Hier trainieren wir beispielsweise Atemübungen und die „mentale Probe der Zukunft“, führen einen Morgensegen durch, sprechen über die heute anliegenden erbaulichen Umstände, aber auch die zu überwindenden Hindernisse.

Im zweiten Teil des Aktiv-Tages findet eine Bengston

Cycling Fernbehandlung statt, während wir eine stille Telefonverbindung aufrecht halten.

Jede Woche steht unter einem bestimmten Schwerpunkt, die ersten beiden bilden beispielsweise das Modul „Grundlagen der Selbstheilung“, in dem wir uns ansehen, was konkret auf der mentalen, der körperlichen und der feinstofflichen Ebene getan werden kann und sollte.

Wer Coachings nach klassischem Muster vorzieht – wie das beispielsweise bei Angehörigen von Krebspatienten der Fall ist, findet auch diese Option in meinem Programm.

Schließlich biete ich auch Bengston Behandlungen als Einzelleistung an, entweder als Fernbehandlungen in der oben beschriebenen Form oder auch durch den Versand von geladener Watte.

Selbstverständlich stehen Ihnen ganz viele weitere Optionen zur Verfügung, Ihre Selbstheilungs-Reise zu gestalten.
Ein allgemeiner Tipp von mir: Halten Sie sich von Gruppen und Coaches fern, die Probleme und Traumata breittreten und suchen Sie welche, die Ihre Zuversicht, Ihre Lebensfreude und Ihre Abenteuerlust auf die Ihnen sympathischste Weise beflügeln.

Den Autor können Sie folgendermaßen erreichen:

Gerald Hagler
Nice Breeze 5, Bo Fai
Hua Hin, 77110 Prachuapkhirikhan, Thailand
Whatsapp/Tel./SMS: +66869441223
info@selfhealing.academy

Zum Schluss

Wir alle werden unseren Körper eines Tages verlassen und nach Hause gehen. Und die wenigsten werden das in einem gesunden Körper tun. Wenn das Leben, das wir sind, zu wenig Kraft oder Willen hat, die Energien im Körper in Gang zu halten, verfällt dieser. Selbstverständlich bleibt dann auch die beste Heilmethode wirkungslos. Sich das Ablaufdatum des Körpers vor Augen zu halten ist keine morbide Übung, sondern eine sinnvolle Maßnahme. Wenn sie wüssten, dass sie nur noch ein paar Tage hätten, würden die meisten Menschen wohl ein völlig anderes Leben führen als sie es jetzt tun. Sie würden sich weniger Sorgen machen, mehr lachen, liebevoller sein, verzeihen und überall Schönheit sehen usw.
Und so wird der Tod zum größten Lehrmeister überhaupt: Denn im Grunde haben wir alle nur ein paar Tage. Viele weise Menschen definieren Heil-Sein als "in Frieden sein". Wenn es gelingt, den Übergang der Seele in die andere Dimension in Frieden, Dankbarkeit und ohne innere Aufruhr zu schaffen, ist ultimative Heilung gelungen.

> *"Wenn Deine Zeit gekommen ist, sei nicht wie jene, deren Herz voller Angst vor dem Tod ist und die dafür weinen und beten, dass sie noch etwas Zeit bekommen, um ihr Leben nochmals und in anderer Weise leben zu können. Sondern sing Dein Abschiedslied, und geh Heim wie ein Held."*
>
> *- Tecumseh's Gebet für sein Volk*
> *Tecumseh (1768 bis 1813) war Häuptling*
> *des nordamerikanischen Shawnee Stammes*

Haftungsausschluss

Die Umsetzung aller enthaltenen Informationen, Anleitungen und Strategien dieses Buches erfolgt auf eigenes Risiko. Für etwaige Schäden jeglicher Art kann der Autor aus keinem Rechtsgrund eine Haftung übernehmen. Für Schäden materieller oder ideeller Art, die durch die Nutzung oder Nichtnutzung der Informationen bzw. durch die Nutzung fehlerhafter und/oder unvollständiger Informationen verursacht wurden, sind Haftungsansprüche gegen den Autor grundsätzlich ausgeschlossen. Ausgeschlossen sind daher auch jegliche Rechts- und Schadensersatzansprüche. Dieses Werk wurde mit größter Sorgfalt nach bestem Wissen und Gewissen erarbeitet und niedergeschrieben. Für die Aktualität, Vollständigkeit und Qualität der Informationen übernimmt der Autor jedoch keinerlei Gewähr. Auch können Druckfehler und Falschinformationen nicht vollständig ausgeschlossen werden. Für fehlerhafte Angaben vom Autor kann keine juristische Verantwortung sowie Haftung in irgendeiner Form übernommen werden.

Printed in Germany
by Amazon Distribution
GmbH, Leipzig

25029198R00122